Violetta Sulżyc-Bielicka
Agnieszka Karpińska
Krzysztof Safranow

Impacto da obesidade nos resultados da quimioterapia no cancro da mama

AF550286

Violetta Sulżyc-Bielicka
Agnieszka Karpińska
Krzysztof Safranow

Impacto da obesidade nos resultados da quimioterapia no cancro da mama

Doxorrubicina e docetaxel como quimioterapia de indução em doentes obesas com cancro da mama

ScienciaScripts

Imprint
Any brand names and product names mentioned in this book are subject to trademark, brand or patent protection and are trademarks or registered trademarks of their respective holders. The use of brand names, product names, common names, trade names, product descriptions etc. even without a particular marking in this work is in no way to be construed to mean that such names may be regarded as unrestricted in respect of trademark and brand protection legislation and could thus be used by anyone.

Cover image: www.ingimage.com

This book is a translation from the original published under ISBN 978-3-659-82378-7.

Publisher:
Sciencia Scripts
is a trademark of
Dodo Books Indian Ocean Ltd. and OmniScriptum S.R.L publishing group

120 High Road, East Finchley, London, N2 9ED, United Kingdom
Str. Armeneasca 28/1, office 1, Chisinau MD-2012, Republic of Moldova, Europe
Managing Directors: Ieva Konstantinova, Victoria Ursu
info@omniscriptum.com

Printed at: see last page
ISBN: 978-620-8-51487-7

Copyright © Violetta Sulżyc-Bielicka, Agnieszka Karpińska, Krzysztof Safranow
Copyright © 2024 Dodo Books Indian Ocean Ltd. and OmniScriptum S.R.L publishing group

1. Introdução

O cancro da mama é o cancro feminino mais frequente no mundo (25%) e faz parte das doenças da civilização, cuja incidência está a aumentar. Apesar da melhoria dos resultados do tratamento, associada ao diagnóstico mais precoce da doença, ao aperfeiçoamento dos métodos de tratamento cirúrgico e à introdução de novos fármacos, o cancro da mama é uma das causas de morte mais comuns nas mulheres (14%). A maior morbilidade do cancro da mama ocorre nos países industrializados e mais de metade dos óbitos tem lugar nos países em desenvolvimento [1]. Nos últimos anos, de acordo com o Registo Nacional do Cancro, a incidência do cancro da mama na Polónia excedeu 16500 por ano (a taxa de morbilidade padronizada é de cerca de 52/100000) e aumentou nas últimas duas décadas cerca de 10000. Na Polónia, morrem anualmente cerca de 5500 doentes com cancro da mama, sendo a segunda causa de morte por cancro entre as mulheres, a seguir ao cancro do pulmão [2]. A maior incidência de cancro da mama verifica-se entre as mulheres de 45 e 69 anos. O número de mortes por cancro da mama aumenta após os 45 anos e na faixa etária dos 50-79 anos é constante [2].

Os principais factores de risco do cancro da mama incluem: idade, história familiar de cancro da mama, portadores de certas mutações genéticas (sobretudo *BRCA1* e *BRCA2*), primeira menstruação em idade precoce, idade tardia da menopausa, idade tardia do primeiro parto vivo, terapia de substituição hormonal (TRH) a longo prazo, exposição a radiações ionizantes, doenças benignas da mama [3]. Cerca de 70-80% da incidência do cancro da mama são tumores invasivos sem tipo especial (NST, no special type), conhecidos como cancro ductal invasivo.

Os outros são: cancro lobular (10%), cancro tubular, cancro medular e cancro mucinoso. Para o cancro ductal invasivo, é utilizada a escala de classificação de 3 graus de Bloom-Richardson-Scarff. O grau histológico é um fator de prognóstico aprovado [3].

Em 2000, com base na avaliação da expressão genética, foram identificados 5 subtipos biológicos de cancro da mama, categorizados pelo estado do recetor de estrogénio (ER), recetor de progesterona (PR), estado HER2 e rácio de proliferação Ki-67 [3]. Abaixo, as definições dos subtipos moleculares do cancro da mama, identificados por imunoquímica (de acordo com a recomendação da conferência de St. Gallen de 2013).

- Luminal A: ER(+), PR(+)>20%, HER2(-), Ki-67<14%.

- Luminal B, HER2(-): ER(+), PR(+), HER2(-), Ki-67>14% ou PR(+)<20%.

- Luminal B, HER2(+): ER(+), HER2(+), qualquer Ki-67 e qualquer PR.

- HER2(+) não-luminal: ER(-), PR(-), HER2(+).

- Tipo basal: triplo-negativo, sem tipo especial, ER(-), PR(-), HER2(-).

- tipo histológico especial: ER(+) (cribriforme, tubular e mucinoso), ER(-) (apócrino, medular, cistadenomatoso, metaplásico).

A infiltração neoplásica dos gânglios linfáticos regionais é o fator de prognóstico mais importante. A classificação baseia-se no número de gânglios linfáticos axilares metastáticos: N0 - sem metástases para os gânglios linfáticos regionais, N1 - metástases em 1-3 gânglios linfáticos regionais, N2 - metástases em 4-9 gânglios linfáticos regionais e N3 - com disseminação para 10 ou mais gânglios linfáticos regionais ou metástases presentes no gânglio linfático supraclavicular ou em mais de 3 gânglios linfáticos axilares e gânglios linfáticos internos torácicos [3].

De acordo com as normas actuais, as doentes com diagnóstico de cancro da mama, antes de iniciarem o tratamento, devem ter identificado o estado dos receptores tumorais: expressão do recetor alfa de estrogénio (RE), recetor de progesterona, estado HER2 e taxa de proliferação Ki-67. A presença da expressão dos receptores ER e PR tem um valor prognóstico e preditivo bem conhecido para a terapia hormonal e - como se sugere - está associada a uma menor sensibilidade à quimioterapia (CHT) e a um melhor prognóstico [3]. A expressão elevada de HER2 ou a amplificação do gene HER2 constituem um fator de prognóstico desfavorável e uma indicação para utilizar a terapêutica adjuvante anti-HER2, no caso de doentes com cancro em estádio IC a IIIA [4]. Outros fatores importantes que afetam o prognóstico são: o tamanho do tumor, a graduação, a angioinvasão e a ploidia das células. Os tumores bem diferenciados têm melhor prognóstico quando comparados aos moderados e pouco diferenciados. Tumores com menor diâmetro, sem infiltração de vasos linfáticos e sanguíneos também têm melhor prognóstico [5]. A idade igual ou inferior a 35 anos no momento do diagnóstico do cancro é um fator de prognóstico desfavorável [6]. É de salientar que este grupo de doentes apresenta mais frequentemente os subtipos de cancro associados a um mau prognóstico. Estas neoplasias têm um grau histológico mais elevado, uma maior incidência de expressão de HER2(+), a ausência de expressão de ER e PR é mais frequente, uma maior incidência de tumores triplo-negativos e ocorre mais frequentemente angioinvasão [7]. As mulheres mais jovens têm mais frequentemente um diagnóstico tardio do cancro. Todos estes factores, juntamente com a maior incidência de diagnóstico de tumores em estádio avançado, afectam o pior prognóstico neste grupo de doentes [8].

1.1. Quimioterapia de indução para o cancro da mama localmente avançado

O objetivo do tratamento pré-operatório sistémico (neoadjuvante) é destruir as micrometástases, que podem já estar presentes no momento do diagnóstico do cancro, e reduzir o tamanho do tumor e dos gânglios linfáticos regionais metastáticos. O principal objetivo do tratamento de indução é tornar viável a cirurgia radical - mastectomia ou tratamento conservador da mama (BCT) [9]. O tratamento de indução permite obter informações sobre a sensibilidade do tumor aos citostáticos [10].

De acordo com a definição da 6ª edição da AJCC (2002), o termo cancro da mama localmente avançado constitui um grupo heterogéneo de cancros sem metástases à distância (M0). Este grupo é constituído por cancro da mama primário inoperável (estádio T4N1-N3), cancro da mama primário operável (estádio T3N0M0, T3N1M0) e carcinoma inflamatório da mama (estádio T4dN0-N3M0) [11]. Antes de tomar a decisão terapêutica, é necessário, em cada caso, efetuar biópsia por agulha grossa ou biópsia por mamotomia, para obter material para análise histopatológica e marcação da expressão de ER, PR e HER2. Em cada caso, deve ser realizada imagiologia mamária, radiografia do tórax e ecografia do abdómen. No estádio III é também recomendada a cintigrafia óssea.

Para a maioria dos doentes nos estádios IIIA e IIIB do cancro, de acordo com a classificação pTNM, o primeiro passo do tratamento é 3-6 meses de quimioterapia pré-operatória, dependendo da tolerância ao tratamento. De acordo com as recomendações actuais, o tratamento sistémico não deve ser partilhado em dois períodos: pré-operatório e após a cirurgia do cancro, mas toda a quimioterapia planeada deve ser realizada antes da operação. Recomenda-se a administração de 6 ciclos de quimioterapia antes da cirurgia. Ficou provado que o tempo de sobrevivência do doente não depende da sequência da cirurgia e do tratamento sistémico, mas a quimioterapia neoadjuvante ou a hormonoterapia aumentam a possibilidade de realizar o tratamento de conservação da mama (TCM) [12, 13, 14, 15].

Os regimes de quimioterapia mais comuns utilizados como tratamento sistémico neoadjuvante do cancro da mama contêm fármacos dos grupos das antraciclinas e dos taxanos. A adição de taxanos aos regimes com antraciclinas permite obter uma taxa mais elevada de resposta clínica e patológica completa, mas não tem um efeito significativo nas taxas de sobrevivência [16]. Foi demonstrado que os preditores importantes de resposta patológica em doentes tratados com regimes que utilizam antraciclinas e taxanos são a expressão negativa de ER e o elevado grau de malignidade do tumor. Mesmo cerca de 40% dos doentes obtiveram uma resposta patológica completa com a quimioterapia neoadjuvante [17]. Está provado que, em doentes com sobreexpressão ou amplificação de HER2, a associação de quimioterapia com trastuzumab aumenta a taxa de resposta e prolonga o tempo de sobrevivência livre de doença [18].

O tipo de cirurgia depende da resposta ao tratamento pré-operatório. A maioria das pacientes é submetida a mastectomia, mas em alguns casos existe a possibilidade de realizar tratamento conservador da mama (TMC) [19]. Se a regressão tumoral não foi obtida com o tratamento sistémico de indução, pode recorrer-se à radiação, que em alguns casos permite a realização da cirurgia. Devido ao elevado risco de recidiva local, os doentes com cancro da mama localmente avançado, após quimioterapia de indução e cirurgia, devem receber rotineiramente radioterapia adjuvante, independentemente da extensão da resposta patológica ao tratamento de indução [20].

As taxas de sobrevivência de doentes com cancro da mama após quimioterapia neoadjuvante foram comparadas com as taxas de sobrevivência de doentes que receberam quimioterapia pós-operatória, no ensaio clínico aleatório de fase III NSABP B-18 [12]. O estudo foi realizado numa coorte de 1523 doentes com cancro da mama precoce (T1-3, N0-1), aleatorizadas prospectivamente em dois grupos. O primeiro grupo recebeu, no pré-operatório, 4 ciclos de quimioterapia pelo regime AC (doxorrubicina 60 mg/m^2 administrada por via intravenosa, ciclofosfamida 600 mg/m^2 administrada por via intravenosa, a cada 21 dias). O segundo braço recebeu 4 ciclos de AC no pós-operatório. Não se registaram diferenças entre os dois grupos relativamente à sobrevivência livre de doença (DFS) e à sobrevivência global (OS). Apenas os doentes com resposta patológica completa (pCR) tiveram uma SLD mais longa, estatisticamente significativa [12].

A influência do docetaxel, utilizado como agente neoadjuvante no tratamento do cancro da mama, foi avaliada no estudo NSABP B-27. O estudo foi realizado num grupo de 2411 doentes com cancro da mama inicial. As doentes foram divididas aleatoriamente em três grupos. O primeiro grupo recebeu 4 ciclos de AC pré-operatório. Dois grupos experimentais 2 receberam os mesmos 4 ciclos de AC, seguidos de 4 ciclos de docetaxel 100 mg/m^2 administrados por via intravenosa, de 21 em 21 dias, antes ou depois da cirurgia. Num grupo tratado com quimioterapia pré-operatória com adição de docetaxel, obteve-se uma taxa mais elevada de respostas patológicas completas, em comparação com o grupo de doentes tratados antes da cirurgia apenas com regime AC (26,1% vs 13,7%), no entanto não houve diferença nas taxas de sobrevivência, tanto DFS como OS, nos dois grupos de estudo. A obtenção de uma resposta patológica completa no tumor (pCR) ou de uma resposta patológica completa nos gânglios linfáticos axilares (npCR) foi um fator de previsão independente para a SLD e a SO, independentemente do regime de tratamento. O maior benefício afectou a taxa de SLD, em doentes com remissão completa ou parcial tratados com 4 ciclos de AC [21].

A terapia de indução com docetaxel foi avaliada num ensaio aleatório Aberdeen de fase III [22]. O grupo de estudo era constituído por 162 doentes com cancro da mama localmente avançado (T3-4N2M0). Como tratamento neoadjuvante foram utilizados 4 ciclos de quimioterapia pelo regime CVAP (ciclofosfamida 1000 mg/m^2, vincristina 1,5 mg/m^2, doxorrubicina 50 mg/m^2) administrados como infusão intravenosa no primeiro dia do ciclo e 40 mg de prednisona por via oral durante 5 dias, repetidos a cada 21 dias.

Os doentes que obtiveram resposta à quimioterapia de indução foram aleatorizados para o grupo com continuação de CVAP, para um total de 8 cursos ou para o grupo tratado com 4 ciclos de docetaxel 100 mg/m^2 administrado como infusão intravenosa no primeiro dia do ciclo de 21 dias . Verificou-se que no grupo tratado com docetaxel havia uma taxa estatisticamente mais elevada de pCR (34% vs 16%) e uma taxa mais elevada de sobrevivência a 3 anos (respetivamente 97% e 84%; p = 0,04). Além disso, ficou provado que 20% dos doentes sem resposta em 4 ciclos de CVAP obtiveram resposta objetiva após a administração de 4 ciclos de docetaxel.

A maior percentagem de respostas patológicas completas foi alcançada no tratamento pré-operatório do cancro da mama com a utilização de agentes biológicos. As descobertas mais espectaculares foram os resultados do ensaio aleatório de fase III do MDACC. O estudo envolveu 164 doentes com cancro da mama em estádio II ou IIIA com sobreexpressão de HER2. As doentes foram divididas aleatoriamente em dois grupos: o primeiro grupo recebeu 4 ciclos de paclitaxel 225 mg/m^2 por via intravenosa de 21 em 21 dias e, em seguida, 4 ciclos de quimioterapia com o regime FEC (5-fluorouracil 500 mg/m^2, epirrubicina 75 mg/m^2, ciclofosfamida 500 mg/m^2 por via intravenosa de 21 em 21 dias). O segundo grupo recebeu o mesmo regime de quimioterapia em combinação com trastuzumab. A primeira dose de carga inicial de trastuzumab foi de 4 mg/kg de peso corporal, administrada como infusão intravenosa de 90 minutos antes do primeiro ciclo de quimioterapia, com doses subsequentes de trastuzumab de 2 mg/kg de peso corporal administradas uma vez por semana como infusão intravenosa de 30 minutos, num período de 24 semanas. Os doentes tratados com trastuzumab tiveram 66,7% de respostas patológicas completas, enquanto no braço sem trastuzumab 25% de respostas patológicas completas [23].

O estudo NOAH (Neoadjuvant Trastuzumab in Locally Advanced Breast Cancer - Trastuzumab neoadjuvante no cancro da mama localmente avançado) foi outro ensaio de fase III realizado no grupo de doentes com cancro da mama localmente avançado, com sobreexpressão de HER2, em que foi utilizado trastuzumab pré-operatório em combinação com quimioterapia. O principal objetivo do estudo era comparar a sobrevivência livre de doença (DFS) das doentes tratadas com trastuzumab pré-operatório em combinação com quimioterapia, com o braço tratado apenas com quimioterapia. O braço com trastuzumab em combinação com quimioterapia incluiu 117 doentes. Todas as doentes receberam quimioterapia neoadjuvante idêntica, que envolveu a administração sequencial de 3 ciclos de doxorrubicina e paclitaxel (doxorrubicina 60 mg/m^2, paclitaxel 150 mg/m^2 em infusão intravenosa de 3 horas a cada 21 2 dias), depois 4 ciclos de quimioterapia com paclitaxel (paclitaxel 175 mg/m^2 administrado por via intravenosa de 21 em 21 dias), depois 3 ciclos de CMF (ciclofosfamida 600 mg/m^2, metotrexato 40 mg/m^2 e 5-fluorouracil 600 mg/m^2 administrado por via intravenosa no 1.º e 8.º dia do ciclo de 28 em 28 dias). O trastuzumab foi administrado numa dose de carga de 8 mg/kg de peso corporal em infusão intravenosa de 90 minutos e, em seguida, numa dose de 6 mg/kg de peso corporal em infusão intravenosa de 30 minutos administrada de 21 em 21 dias em combinação com a quimioterapia (enquanto se utilizava o CMF, o trastuzumab era administrado de 28 em 28 dias). O passo seguinte foi a cirurgia seguida de radioterapia. O tratamento com trastuzumab foi continuado até 1 ano. No caso de cancros hormono-dependentes, foi utilizada terapêutica hormonal com tamoxifeno na dose de 20 mg/dia durante 5 anos. O segundo braço era constituído por doentes com sobreexpressão de HER2 tratadas apenas com quimioterapia (n = 118). O grupo de controlo era constituído por doentes sem sobreexpressão de HER2 (n = 99), que receberam a mesma quimioterapia. A percentagem de pCR no grupo HER2(+) tratado com quimioterapia combinada com trastuzumab foi de 38%, no grupo HER2(+) tratado apenas com quimioterapia foi de 19% e entre as doentes sem sobreexpressão de HER2 foi de 16% [24]. Os resultados do estudo NOAH mostraram que a adição de trastuzumab à quimioterapia pré-operatória e a continuação do tratamento até 1 ano duplicou a percentagem de respostas patológicas completas e reduziu o risco de recorrência da doença e de morte [24].

O último estudo Neo-tAnGo de fase III publicado avalia diferentes regimes de quimioterapia neoadjuvante em doentes com cancro da mama localmente avançado [25]. Neste estudo, comparou-se o tratamento com 4 ciclos de epirrubicina e ciclofosfamida e, em seguida, 4 ciclos de paclitaxel com a quimioterapia administrada em sequência inversa - paclitaxel seguido de 4 ciclos de epirrubicina e ciclofosfamida.

No terceiro braço do estudo, os doentes receberam epirrubicina e ciclofosfamida, e depois paclitaxel e gemcitabina. No entanto, no quarto braço do estudo: paclitaxel em associação com gemcitabina, depois quimioterapia à base de epirrubicina e ciclofosfamida.

Após a conclusão do tratamento de indução, os doentes foram submetidos a cirurgia radical. A análise demonstrou que o início da terapêutica com paclitaxel aumenta a percentagem de pCR para o tratamento utilizado. Não foi demonstrado que a adição de gemcitabina aumenta a incidência de respostas patológicas [25]. A vantagem da quimioterapia de indução é a possibilidade de realizar cirurgia conservadora da mama em doentes sem essa possibilidade na linha de base, devido a tumor localmente avançado [12, 13, 26], pelo que mesmo a intenção de realizar cirurgia conservadora da mama justifica a qualificação para quimioterapia pré-operatória nos estadios mais precoces do cancro da mama. A quimioterapia neoadjuvante proporciona uma oportunidade adicional para observar a resposta patológica do tumor ao tratamento que está a ser utilizado. É possível comparar o material histológico do tumor, obtido por biópsia por agulha grossa, realizada antes do início do tratamento, com o material do cancro operado e determinar as alterações a nível molecular sob a influência dos medicamentos. A ausência de resposta à quimioterapia neoadjuvante sugere uma resistência primária à maioria dos fármacos citostáticos [27].

Com base nos estudos, foi demonstrado que o cancro da mama sensível às hormonas tem uma pior resposta à quimioterapia pré-operatória [28]. No ensaio ECTO (European Cooperative Trial in Operable Breast Cancer), no caso dos tumores ER(+), observaram-se 12% de respostas patológicas completas (pCR) após quimioterapia pré-operatória, em comparação com 42% de pCR nos tumores ER(-) [29]. Também em dois ensaios clínicos realizados no MD Anderson Cancer Center se provou que a resposta à quimioterapia para o cancro da mama está relacionada com o estado dos receptores hormonais do tumor [30]. No primeiro destes ensaios, os 1292 doentes foram analisados retrospetivamente. Foi demonstrado que a percentagem de respostas patológicas completas é significativamente mais baixa em doentes com cancro da mama sensível às hormonas, em comparação com doentes sem expressão de receptores de estrogénio. Essa diferença ocorreu independentemente do tipo de quimioterapia e da sua duração. A percentagem de respostas patológicas completas obtidas foi de 5% para os cancros com expressão de ER(+), em comparação com 21% no caso dos tumores ER(-) negativos. O segundo estudo foi realizado retrospetivamente, num grupo de 1731 doentes com cancro da mama em estádio I-III, tratadas desde 1988 a 2005 com quimioterapia pré-operatória em vários ensaios clínicos. 91% das doentes foram tratadas com regimes contendo antraciclinas, no entanto 66% dos indivíduos utilizaram quimioterapia com taxanos. Num caso de tumores ER(+), a percentagem de pCR foi de 8%, enquanto que para os tumores ER(-) a percentagem de pCR obtida foi de 24% [31]. A baixa percentagem de pCR alcançada entre os doentes com ER(+) foi premissa para comparar a quimioterapia pré-operatória e a terapia hormonal neste grupo.

Semiglazow et al. incluíram no ensaio de segunda fase 239 doentes com cancro da mama hormono-dependente, em estádio IIA a IIIB [32]. Os investigadores compararam a eficácia de 4 ciclos de doxorrubicina na dose de 60 mg/m^2 em combinação com paclitaxel 200 mg/m^2 administrados por via intravenosa a cada 21 dias (n=118), à terapia hormonal com anastrozol na dose de 1 mg (n=61) ou exemestano na dose de 25 mg (n=60) administrados durante 3 meses. A percentagem de pCR foi, respetivamente, 6% no grupo de quimioterapia e 3% no grupo de terapia hormonal [32]. Deve-se notar, de acordo com dados recentes da literatura, que a resposta à hormonioterapia neoadjuvante é alcançada mesmo após seis meses de tratamento e depois é mantida por muitos meses [28]. A administração de apenas três meses de hormonioterapia, de acordo com o estudo de Semiglazow et al., pode ser demasiado curta e influenciou, sem dúvida, os resultados obtidos.

Continua a haver controvérsia quanto à escolha entre a utilização de terapia hormonal ou quimioterapia no tratamento de indução do cancro da mama localmente avançado dependente de hormonas [28]. Com base no número relativamente pequeno de ensaios clínicos, pode concluir-se que, no grupo de doentes com cancro da mama com expressão ER fortemente positiva, a taxa de resposta e os resultados do tratamento com quimioterapia ou hormonoterapia, de acordo com a recorrência local da doença, são comparáveis [33]. Em contraste com a quimioterapia de ação relativamente rápida, o efeito da terapia hormonal ocorre após uma utilização prolongada, pelo menos 4-8 meses. A resposta patológica completa atinge apenas uma pequena percentagem de doentes [34]. Foi demonstrado que, após a terapia hormonal de indução, 40-60% das pacientes com expressão positiva de RE podem atingir a remissão, permitindo o tratamento conservador [35, 36]. Inicialmente, o fármaco mais frequentemente avaliado foi o tamoxifeno e, em ensaios posteriores, a sua eficácia foi comparada com a dos inibidores da aromatase (IA). No estudo IMPACT, foi comparada a eficácia do anastrozol 1 mg/dia e do tamoxifeno 20 mg/dia administrados por via oral e dos dois fármacos administrados conjuntamente durante 3 meses [37]. O estudo incluiu 330 doentes na pós-menopausa com cancro da mama operável ou localmente avançado ER(+) ou PR(+). Após 3 meses de tratamento, foi observada uma diminuição da lesão mamária em 37% das pacientes tratadas com anastrozol, 35% tratadas com tamoxifeno e 39% tratadas com ambos os medicamentos [37]. Resultados semelhantes foram obtidos no estudo PROACT [15], randomizado e multicêntrico, com pacientes na pós-menopausa com cancro da mama operável (T2/3, N0-2, M0) ou potencialmente operável (T4b, N0-2, M0) dependente de hormonas. As doentes receberam durante 12 semanas antes da cirurgia anastrozol 1 mg/dia (n = 228) ou tamoxifeno 20 mg/dia (n = 223) com ou sem quimioterapia. A avaliação da resposta ao tratamento baseou-se na ecografia e no exame clínico. Para as pacientes tratadas apenas com terapia hormonal (n = 262), a resposta foi maior para o anastrozol em comparação com o tamoxifeno e a redução tumoral observada para o anastrozol foi de 49% no exame ultrassonográfico e 37% no exame clínico. Para o tamoxifeno, a resposta foi de 36% e 25%, respetivamente, no ultrassom e na avaliação clínica. As pacientes que receberam anastrozol tiveram mais freqüentemente a possibilidade de cirurgia conservadora de mama [15, 38]. No estudo de Ellis et al. [39], constituído por 374 doentes com cancro da mama, estádio II ou III, as doentes receberam durante 16 semanas exemestano na dose de 25 mg/dia ou anastrozol na dose de 1 mg/dia ou letrozol 2,5 mg/dia. Uma consideração importante para a inclusão no estudo foi a alta expressão de ER no tecido tumoral, 6-8 pela escala de Allred [40]. A resposta clínica foi alcançada, respetivamente, por 60,5% das doentes tratadas com exemestano, 68,3% das doentes tratadas com letrozol e 72,3% das doentes tratadas com anastrozol. Num grupo de doentes com pré-qualificação para mastectomia, a cirurgia conservadora da mama após terapêutica hormonal foi realizada num total de 50,7% das doentes [39].

Dada a menor toxicidade da hormonoterapia em comparação com a quimioterapia e a baixa taxa de resposta patológica completa (pCR) após a quimioterapia no grupo de doentes com cancro da mama hormono-dependente, a hormonoterapia pré-operatória é uma boa opção terapêutica neste grupo. As candidatas à hormonoterapia pré-operatória são as doentes com mais de 70 anos de idade e com contra-indicações para a quimioterapia [41].

1.2. Excesso de peso e obesidade

O excesso de peso e a obesidade são perturbações da homeostase do metabolismo energético, resultando num aumento do tecido adiposo superior a 25% do peso corporal ideal nas mulheres e superior a 15% nos homens [42].

Existem dois tipos de obesidade: a obesidade abdominal-visceral (tipo maçã) e a glúteo-femoral (tipo pera). A obesidade abdominal-visceral nas mulheres é caracterizada por uma relação cintura-quadril (RCQ) maior ou igual a 0,8, enquanto nos homens a RCQ é maior ou igual a 1,0 e o perímetro da cintura é superior a 80 centímetros. A obesidade abdominal-visceral das mulheres está relacionada com o hiperandrogenismo funcional dos ovários [43]. A obesidade femoral-glútea é caracterizada por uma RCQ inferior a 0,8 nas mulheres e inferior a 1,0 na população masculina. A obesidade femoral-glútea está associada a um risco aumentado de tumores dependentes de hormonas, causado por um nível mais elevado de estrogénios [43]. Na prática clínica, o diagnóstico e a classificação da obesidade são feitos pelo IMC (Índice de Massa Corporal), definido como o peso do paciente (kg) dividido pelo quadrado da sua altura (m). O IMC é expresso em kg/m^2. A classificação do IMC foi desenvolvida exclusivamente para adultos. De acordo com a OMS, o valor normal do IMC é de 18,524,9 kg/m^2, para o IMC 25,0-29,9 kg/m^2 é considerado excesso de peso, mas o IMC superior a 30 kg/m^2 é considerado obesidade. Existem três graus de obesidade: I grau com IMC 30-34,9 kg/m^2, II grau IMC 35-39,9 kg/m^2 e III grau com IMC superior a 40 kg/m^2 [43]. O excesso de peso e a obesidade aumentam o risco de cancro do cólon, cancro do rim e cancros dependentes de hormonas, como o cancro da mama pós-menopausa, cancro do endométrio, carcinoma do ovário, cancro da próstata e cancro da glândula tiroide [44]. Diz-se que a obesidade aumenta até 3,5 vezes o risco de incidência destes cancros [42]. Na população europeia, o excesso de peso e a obesidade ocorrem em 15-45% dos doentes com estes cancros [45].

Atualmente, o tecido adiposo é visto como um órgão endócrino, com o metabolismo dos lípidos e da glicose e a produção de citocinas e hormonas: insulina, fator de crescimento semelhante à insulina, hormonas sexuais, fator nuclear κβ ou fator de necrose tumoral, interleucina 6 (IL-6), adiponectina, leptina, inibidor do ativador do plasminogénio tipo 1, angiotensina [46]. A obesidade é frequentemente acompanhada de resistência à insulina, hiperinsulinismo secundário, alterações dos ritmos circadianos da hormona do crescimento, cortisol e prolactina, alterações da reatividade do tecido adiposo às catecolaminas e às hormonas da tiroide, perturbações secundárias da atividade ovárica [47].

1.3. A associação entre obesidade e cancro da mama

O provável mecanismo de associação entre obesidade e cancro da mama é o derivado do complicado jogo metabólico entre três componentes: estrogénios circulantes provenientes da aromatização periférica do tecido adiposo, interação do eixo do fator de crescimento semelhante à insulina (IGF-1) e a função endócrina dos adipócitos [48].

Os estrogénios são um grupo heterogéneo de hormonas sexuais, incluindo a estrona, o estriol e o estradiol. Estas hormonas são sintetizadas a partir do colesterol através de modificação enzimática. O 17β-estradiol é sintetizado no ovário, a estrona é produzida pelo tecido adiposo e o estriol pela placenta. Os locais secundários de síntese de estrogénios são a mama, o fígado e as glândulas supra-renais, especialmente importantes nas mulheres pós-menopáusicas. O primeiro passo da síntese de estrogénios é a desconexão de 6 átomos de carbono da cadeia lateral do colesterol, resultando na pregnenolona. A oxidação do grupo 3-hidroxi para o grupo ceto deste esteroide e a isomerização da ligação dupla resultam em progesterona e, em seguida, todos os outros esteróides são sintetizados a partir da progesterona e dos seus derivados. Nas etapas seguintes, são produzidos os androgénios e, em seguida, a estrona e o estradiol. A produção de estradiol, o mais importante dos estrogénios, é catalisada por enzimas denominadas aromatases. A aromatase é um complexo enzimático que faz parte do citocromo P-450. A aromatização dos androgénios em estrogénios tem três etapas: em primeiro lugar, o grupo metilo no carbono 19 é hidroxilado e depois oxidado e hidroxilado na posição 2α [49].

Os estrogénios das mulheres pós-menopáusicas são produzidos principalmente nos adipócitos através da aromatização da androstendiona em estrona [50]. As pacientes pós-menopáusicas obesas têm níveis mais elevados de estrogénios circulantes, em comparação com as pacientes com peso normal, e está provado que o risco de desenvolvimento de cancro é três vezes mais elevado no grupo de pacientes obesas pós-menopáusicas [51].

As mulheres obesas na pré-menopausa, em comparação com as mulheres com peso normal, têm mais frequentemente perturbações menstruais, anovulação e amenorreia secundária, o que leva a uma menor exposição ao estradiol e à progesterona [52]. Por conseguinte, considera-se que a obesidade nas mulheres antes da menopausa não aumenta o risco de incidência de cancro da mama [53].

Nos doentes obesos, os tumores da mama e os gânglios linfáticos periféricos aumentados são frequentemente inacessíveis ao exame físico. Também foi demonstrado que as mulheres obesas têm menos probabilidades de beneficiar da mamografia de rastreio devido a barreiras psicológicas associadas à obesidade [54]. Todos estes factores afectam o atraso no diagnóstico do cancro da mama neste grupo de doentes. Observa-se que as doentes obesas com cancro da mama, em comparação com as doentes com peso normal, têm maior risco de complicações do tratamento, menor sobrevivência global, maior risco de recorrência da doença e mais frequentemente doença metastática [55]. O risco de morte das doentes obesas no prazo de 5 anos após o diagnóstico de cancro da mama é 2,5 vezes superior ao das doentes com peso normal [55]. Foi demonstrado que a obesidade está associada a uma maior expressão de 3-hidroxi-3-metilglutaril-coenzima A redutase (HMG-CoAR). A expressão de HMG-CoAR está correlacionada com factores de prognóstico favoráveis, como: menor diâmetro do tumor, estádio inferior e menor valor do índice Ki-67 e a presença de receptores de estrogénio α e β [56].

Níveis séricos elevados de peptídeo C e níveis séricos elevados de insulina desempenham um papel importante na cancerogénese [57]. Foi demonstrado in vitro que a insulina estimula o seu próprio recetor e o recetor para IGF-1, induz a proliferação de células epiteliais normais da mama e promove a transformação do cancro. O IGF-1 e menos o IGF-2 (fator de crescimento semelhante à insulina 2) são polipéptidos que manifestam um efeito semelhante ao da insulina. Cerca de 90% das células do cancro da mama têm expressão de IGF-1, IGF-2, insulina e receptores híbridos insulina/IGF-1. A concentração de IGF-1 e de receptores de insulina nas células do cancro da mama é mesmo 10 vezes superior à das células epiteliais normais da glândula mamária [43]. Foi demonstrado que a forma mais comum de recetor de insulina é o IR-A (isoforma A do recetor de insulina IR), que, ao ligar-se à insulina, é responsável por efeitos mitogénicos graves e pelo mau prognóstico das doentes com cancro da mama [58]. A existência de concorrência entre a via de sinalização do IGF e do estrogénio foi comprovada [59].

O objetivo do estudo canadiano, realizado num grupo de 512 mulheres com cancro da mama inicial, foi avaliar o efeito do IMC e do nível de insulina sérica em jejum na sobrevivência. A concentração de insulina correlacionou-se com a concentração de IGF-1 e IGF-2, com o tamanho do tumor, o estado dos gânglios linfáticos e o grau histológico elevado. No grupo de mulheres com níveis elevados de insulina, registou-se um risco 2 vezes maior de metástases à distância e 3 vezes maior de morte. O IMC destas doentes correlacionou-se com o tamanho do tumor [60].

A SHIP2 (SH2-containing 5'-inosytolphosphatase) é um regulador da função da insulina, responsável pela remodelação da actina e do fator de crescimento epidérmico (EGFR), que estão associados a um risco acrescido de metástases [61]. A avaliação da expressão de SHIP2 no grupo de mulheres obesas com cancro da mama invasivo mostrou que as doentes com um nível de fosfatase mais elevado tinham uma sobrevivência global e uma sobrevivência livre de doença mais curtas. A sobreexpressão de SHIP2 foi mais frequentemente encontrada no grupo de doentes com cancro da mama com idade inferior a 50 anos, sem expressão de ER e com EGFR positivo [61]. A interleucina-1 (IL-1) e a leptina são adipocitocinas e estão incluídas como factores de crescimento tumoral [62]. A leptina, em excesso nos doentes obesos, inibe o fator de crescimento transformador β (supressor do ciclo celular), mas ativa a ciclina D e G e a quinase 2 dependente da ciclina, p21, p27, p16 [63]. A leptina também inibe a apoptose e, respetivamente, induz a expressão dos genes antiapoptóticos BCL-2 e survivina, afectando o crescimento tumoral [63]. Acredita-se que o hiperinsulinismo pode induzir o crescimento do cancro da mama, através de mecanismos dependentes da leptina [64]. A obesidade induzida pela dieta é um fator de risco para o desenvolvimento do cancro da mama pós-menopausa. No entanto, Liu et al. [65] demonstraram que os níveis séricos de leptina no grupo de doentes obesas com cancro da mama não eram significativamente diferentes, em comparação com o grupo de controlo de doentes sem cancro. Nas mulheres pré-menopáusicas com excesso de peso, ocorre frequentemente um polimorfismo no códão 109 do gene do recetor da leptina. Entre as pacientes com este genótipo, foram observados níveis mais elevados de leptina em tumores triplenegativos e de alto grau [65].

A adipocitocina produzida pela célula adiposa, a seguir à leptina e ao fator de crescimento dos hepatócitos (HGF), é a adiponectina. Um nível elevado de adiponectina correlaciona-se inversamente com o risco de desenvolvimento de cancro da mama no grupo de mulheres pós-menopáusicas [66]. A concentração de adiponectina é, ao contrário da leptina, reduzida em pessoas obesas [67]. Hou et al. [68] mostraram que a concentração reduzida de adiponectina e os níveis séricos elevados de leptina eram factores de risco independentes para o desenvolvimento do cancro da mama e a disseminação metastática desta doença. A adiponectina pode desempenhar um papel no desenvolvimento do cancro da mama com expressão de ER, especialmente em mulheres pós-menopáusicas [66].

De acordo com a literatura, tanto a obesidade como a sobreexpressão de HER2 estão associadas a um mau prognóstico em doentes com cancro da mama [43]. Os resultados de estudos recentes indicam uma ligação entre a expressão de HER2 e a diferenciação dos adipócitos. Está provado que a HER2-FASN (enzima lipogénica) estimula a proliferação de células cancerígenas, o desenvolvimento de metástases e pode ser responsável pelo desenvolvimento de quimiorresistência [69].

Os estudos que se seguem foram realizados em grupos consecutivos de doentes com cancro da mama localmente avançado, tratadas com quimioterapia de indução, com base apenas no regime AT.

Analisámos a relação da obesidade e do excesso de peso com a resposta patológica à quimioterapia neoadjuvante e a sobrevivência.

2. O objetivo do estudo

1. Avaliação da associação entre obesidade e resposta patomorfológica à quimioterapia neoadjuvante, baseada no módulo AT (doxorrubicina e docetaxel), em doentes com cancro da mama localmente avançado.

2. Avaliação da associação entre obesidade e sobrevivência livre de doença e sobrevivência global em doentes com cancro da mama localmente avançado tratadas com um regime de quimioterapia neoadjuvante baseado na AT.

3. Materiais e metodologia

3.1. Doentes

Foram realizados estudos retrospectivos num grupo de 105 doentes com cancro da mama operado radicalmente (estádio IIIA, IIIB, IIIC), que receberam quimioterapia neoadjuvante (docetaxel 75 mg/m^2 em módulo AT, administrado por perfusão intravenosa numa hora no primeiro dia e doxorrubicina 50 mg/m^2 administrada por perfusão intravenosa em 30 minutos no primeiro dia do ciclo de 21 dias). Os doentes foram tratados no West Pomeranian Oncology Center, em Szczecin, de outubro de 2001 a dezembro de 2006. Os casos de coexistência de outros tumores malignos ou de tumor maligno no passado foram excluídos da investigação. Uma doente foi excluída devido à impossibilidade de avaliar a expressão dos receptores de estrogénio (ER), progesterona (PR) e fator de crescimento endotelial humano (HER2) no material histopatológico. Uma outra doente foi excluída devido a cancro do pulmão de pequenas células, diagnosticado durante o seguimento após tratamento prévio de cancro da mama. Quatro doentes foram excluídas por falta de dados sobre a sobrevivência. Antes do início do tratamento oncológico, foi confirmado o diagnóstico de cancro da mama, com base nos resultados da biópsia por agulha fina ou espessa. As metástases à distância, no momento do diagnóstico, foram excluídas com base na ecografia abdominal, na radiografia do tórax e no exame físico. Foi efectuado um exame ginecológico a todas as doentes.

A quimioterapia neoadjuvante baseou-se em 4 ciclos por módulo AT. A pré-medicação foi efectuada no dia anterior ao tratamento principal e consistiu em dexametasona na dose de 8 mg iv. a cada 12 horas. A parte seguinte do tratamento foi a mastectomia radical modificada. Após a cirurgia, as doentes receberam mais 4 ciclos de quimioterapia. A escolha dos medicamentos utilizados na quimioterapia pós-operatória dependia do médico responsável. 60 doentes receberam o esquema AC (doxorrubicina 60 mg/m^2 e ciclofosfamida 600 mg/m^2 em infusão intravenosa gota a gota no primeiro dia, num período de 21 dias), 41 doentes receberam o esquema CMF (ciclofosfamida 600 mg/m^2, metotrexato 40 mg/m^2 e 5-fluorouracil 600 mg/m^2 em infusão intravenosa gota a gota no primeiro dia e no oitavo, cada 28 dias), 1 doente recebeu quimioterapia baseada no módulo FEC (5-fluorouracilo 500 mg/m^2, epirrubicina 75-100 mg/m^2, ciclofosfamida 500 mg/m^2 em infusão intravenosa gota a gota no primeiro dia, no prazo de 21 dias), 3 doentes receberam quimioterapia FAC (5-fluorouracilo 500 mg/m^2, doxorrubicina 50 mg/m^2, ciclofosfamida 500 mg/m^2 em infusão intravenosa gota a gota no primeiro dia, no prazo de 21 dias). Todos os doentes receberam radioterapia adjuvante (o valor da dose-50 Gy fraccionada em doses de 2 Gy cada). No caso de cancros hormono-dependentes, independentemente da idade das doentes e do estado de menopausa, foi acrescentada ao tratamento uma hormonoterapia adjuvante com tamoxifeno (dose oral diária de 20 mg). Em doentes na pré-menopausa, foi efectuada uma esterilização farmacológica reversível com um análogo da GnRH (hormona libertadora de gonadotropina), a goserelina, na dose de 3,6 mg a cada 28 dias, durante um período de 2-3 anos. O tamoxifeno, após 2-3 anos de tratamento, foi substituído por um inibidor da aromatase não esteroide - anastrozol (dose oral diária de 1 mg) ou letrozol (dose oral diária de 2,5 mg) em 9 pacientes.

Foi efectuada uma terapia hormonal adjuvante durante 5 anos.

As informações sobre os dados clínicos, o tratamento e a sobrevivência dos doentes foram recolhidas da documentação médica do Centro de Oncologia da Pomerânia Ocidental, em Szczecin. A observação pós-tratamento baseou-se em normas actuais. - Exame médico nos primeiros dois anos, de 3 em 3 meses, depois de 6 em 6 meses durante mais 3 anos e, mais tarde, um exame anual. Foi recomendado que a doente fizesse uma mamografia de controlo, uma radiografia do tórax e um exame ginecológico de 12 em 12 meses.

A idade média dos doentes era de 49,9 anos. O doente mais novo, no início da terapêutica, tinha 25 anos e o mais velho tinha 66 anos. A mediana da idade foi de 50 anos. 51 doentes tinham cancro da mama em estádio IIIA (48,6%) e 54 em estádio IIIB-C (51,4%). As caraterísticas clínico-patológicas das doentes são apresentadas na tabela 1.

Tabela 1. Caraterísticas clínico-patológicas dos doentes

número de pacientes	n = 105 (100%)
idade média (anos)	49.9 (min.25, max.66 anos)
IMC kg/m^2 <25 25-30 >30	43 (41%) 33 (31%) 29 (28%)
estado da menopausa pré-menopausa pós-menopausa	50 (47.6%) 55 (52.4%)

Recetor de estrogénio positivo negativo	61 (58.1%) 44 (41.9%)
Recetor de progesterona* positivo negativo	6 43
Dependente de hormonas Independente de hormonas	63 (60%) 42 (40%)
HER2* positivo negativo	29 (30.5%) 66 (69.5%)

IMC - Índice de Massa Corporal, HER2 - recetor 2 do fator de crescimento epidérmico humano, *A expressão de PR (recetor de progesterona) foi avaliada em 49 casos, e em todos ER(-), **A expressão de HER2 foi avaliada em 95 casos

O IMC foi calculado com base na massa corporal e na altura dos doentes antes do tratamento, de acordo com a fórmula IMC = Peso corporal (kg)/altura^2 (m^2). A mediana do IMC foi de 25,95 (sendo o IMC mínimo 18,49 e o máximo 47,07)

Os doentes foram divididos em três grupos, consoante o seu IMC. O primeiro grupo tinha um IMC <25 (41%), o segundo tinha um IMC entre 25 e 30 (31,4%) e o terceiro grupo tinha um índice de massa corporal igual ou superior a 30 (27,6%). 59,1% dos doentes apresentavam excesso de peso ou obesidade (IMC>25) (n = 62).

No início do tratamento, 50 doentes estavam em idade pré-menopáusica (47,6%) e 55 doentes estavam em idade pós-menopáusica (52,4%). A expressão de ER (recetor de estrogénio) e HER2 foi avaliada em todos os casos. Em todas as doentes foi avaliada a expressão dos receptores alfa de estrogénio, mas a expressão dos receptores de progesterona foi avaliada apenas em 49 casos, entre todos os tumores com expressão negativa de ER (ER-). A expressão positiva do recetor de estrogénio (ER+) foi confirmada em 58,1% dos doentes e a ausência de expressão (ER-) em 41,9%. O aparecimento do recetor de progesterona (PR+) foi confirmado em 6 casos, em 43 houve expressão negativa do mesmo (PR-). As doentes com expressão positiva de ER+

PR+, mas também as doentes com ER+ PR-, ER- PR+ foram contabilizadas como grupo dependente de hormonas

(n = 63, o que corresponde a 60% dos doentes). Os tumores com expressão duplamente negativa foram qualificados como grupo independente de hormonas (n = 42, ou seja, 40% de todos os casos).

A expressão do recetor HER2 foi avaliada por método imunohistoquímico em material de tecido, utilizando uma escala de 4 etapas (HER2: 0, 1+, 2+, 3+). Os resultados 0, 1+ foram tratados como expressão negativa, 3+ como positiva. No caso de expressão de HER2 2+, o HER2 foi avaliado com o método FISH (número de cópias do gene HER2, utilizando hibridação in situ). O resultado positivo do FISH decidiu sobre a qualificação para o grupo HER2 positivo. O HER2 foi avaliado em todos os casos, exceto em 10 doentes, devido à obtenção de uma resposta patomorfológica completa, após um diagnóstico anterior, baseado apenas no exame citológico, ou à falta de uma quantidade suficiente de material de tecido essencial para confirmar a expressão.

Finalmente, 29 doentes foram qualificadas para o grupo HER2 positivo (30,5%), cuja expressão de HER2 era HER2 3+. No caso de 3 doentes com expressão de HER2 2+ pelo método imuno-histoquímico, no FISH o resultado foi negativo. 66 doentes foram qualificados para o grupo HER2 negativo (69,5%), 47 dos quais tinham expressão HER2 0, 16 expressão HER2 +1 e três doentes com expressão HER2 2+ (no FISH o resultado foi negativo).

Foram aceites duas variantes de resposta patomorfológica - pCR (T0N0 - ausência de tecido neoplásico, detectado no material cirúrgico) e pCR1 (deteção de tumor igual ou inferior a 20 mm no material cirúrgico, infiltração neoplásica em três ou menos gânglios linfáticos axiais). Os doentes com estadiamento confirmado no material cirúrgico TisN0, TxN1, T1N0, T1N1, T0N1 e os doentes com pCR (pT0N0) foram incluídos no grupo pCR1.

A resposta patomorfológica completa pCR recebeu 9 doentes (8,6%), pCR1 41 doentes (39%).

Entre todos os doentes, foi efectuada uma análise da sobrevivência. Assumiu-se que o tempo de sobrevivência, sobrevivência livre de doença (DFS), era o período entre o início da quimioterapia e a recidiva local ou metástases à distância. A sobrevivência global foi o período de tempo entre o início da quimioterapia e a morte, associada ao cancro, ou a última visita à unidade de quimioterapia, no mínimo 5 anos após o início do tratamento oncológico.

A recidiva do cancro foi observada em 29 casos (27,6%). 20 doentes morreram devido a cancro (19,1%), a morte de 4 doentes não estava diretamente relacionada com um cancro. Em suma, 24 doentes morreram (22,9%), 81 doentes ainda estão vivos (77,1%). O tempo médio de sobrevivência global (OS) foi de 84,4 meses (mínimo de 16 meses e máximo de 129,5 meses).

Este estudo foi aprovado pelo Comité de Bioética da Universidade de Medicina da Pomerânia /Nº 0012/32/04/2014/.

3.2. Análise estatística

As associações entre variáveis qualitativas foram analisadas utilizando o teste do qui-quadrado ou o teste exato de Fisher para tabelas *2*2*. As variáveis quantitativas foram comparadas entre os grupos com o teste de Mann-Whitney. O modelo de regressão logística foi utilizado para a análise uni e multivariada das probabilidades de presença de resposta ao tratamento. A análise de sobrevivência uni e multivariada foi efectuada com o modelo de riscos proporcionais de Cox. $P<0,05$ foi considerado estatisticamente significante e associações com $0,05<p<0,1$ foram tratadas como significantes limítrofes. Os cálculos foram efectuados com o programa Statistica 10.

4. Resultados

4.1. Resposta patomorfológica

4.1.1. Resposta patomorfológica completa pCR (pT0N0)

9 doentes (8,6%) obtiveram uma resposta patomorfológica completa (pCR).

Na análise univariada, verificou-se uma associação significativa entre pCR e obesidade (p = 1,00), excesso de peso ou obesidade (IMC>25, p = 0,48), expressão de receptores de estrogénio, (p = 1.00), progesterona (p = 0,495), dependência hormonal (p = 1,00), expressão de HER2 nos tumores (p = 0,24), menopausa (p = 1,00) e estádio do cancro (IIIB+ IIIC vs IIIA p = 0,31), não foi comprovada.

Na análise comparativa dos pacientes que obtiveram remissão completa (pCR) com os pacientes que não obtiveram pCR, incluindo idade, massa corporal, IMC, altura, T, N, pT, pN, foi comprovada diferença estatisticamente significativa apenas em relação ao pN, que foi maior no grupo sem pCR (p = 0,00005).

4.1.2. Resposta patomorfológica pelo menos pCR1 (pT0pN0+pT1pN1+pTxpN1+pT1pN0+pT0pN1)

Resposta patomorfológica pCR1 receberam 41 pacientes. O facto de receberem pCR1 na análise univariada foi associado apenas ao aparecimento ligeiramente mais raro de obesidade (24% vs 45%, p = 0,073, Fig. 1), enquanto a associação de pCR1 com IMC superior a 25 kg/m^2 (p = 0.22), ER (p = 0,10), PR (p = 0,35), expressão de HER2 (p = 0,25), dependência hormonal (p = 0,10), menopausa (p = 0,42), estádio do cancro (IIIB+ IIIC vs IIIA, p = 0,69), não foi provada.

Fig. 1. Resposta do pCR1 ao tratamento em doentes com e sem obesidade

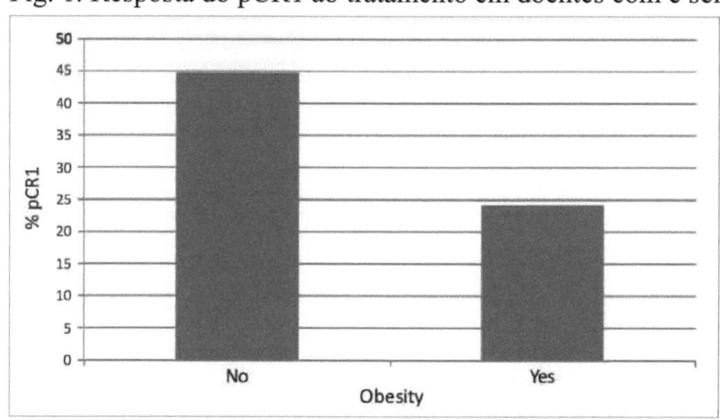

No modelo univariado de regressão logística, a associação entre o recebimento de pCR1 e a massa corporal ficou no limite da significância estatística (p = 0,059, OR = 0,97, IC95%: 0,940-1,001). A menor massa corporal foi associada ao recebimento mais frequente de pCR1.

Foi semelhante no modelo univariado de regressão logística a relação entre obesidade e receber pCR1, que ficou no limite da significância estatística (p = 0,057; OR = 0,39; IC95%: 0,148-1,041). A obesidade foi associada a uma resposta mais rara de pCR1 à quimioterapia.

No modelo univariado de regressão logística, a associação negativa entre pCR1 e IMC ficou no limite da significância estatística (p = 0,087, OR = 0,935, IC95%: 0,865-1,010).

No modelo univariado de regressão logística não foi comprovada a associação entre pCR1 e IMC>25 (p = 0,19).

Um grupo de doentes que recebeu resposta à quimioterapia (pCR1) foi comparado com um grupo que não recebeu. Após a análise da idade no momento do diagnóstico, massa corporal, altura, IMC, T, N, pT, pN, foram registadas diferenças estatisticamente significativas apenas em relação à massa corporal (p = 0,037), pT (p = 0,0000019), pN (p = 0,00000045).

A massa corporal média dos doentes que receberam pCR1 foi de 66,3 kg e a massa média dos doentes que não receberam pCR1 foi de 71,8 kg. A maior probabilidade de resposta ao pCR1 estava relacionada com uma menor massa corporal (Fig. 2)

Fig. 2. Massa corporal em doentes com e sem resposta ao tratamento com pCR1

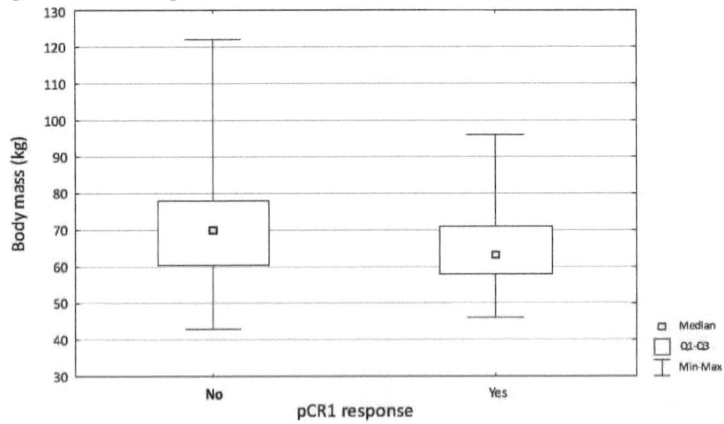

Na análise multivariada do pCR1 (modelo de regressão logística), incluindo a idade, menopausa, estadio do cancro, T, N, dependência hormonal e obesidade, apenas a associação negativa do pCR1 com a obesidade (p = 0,092, OR = 0,407; IC95%: 0,141-1,175) e positiva com a dependência hormonal (p = 0,078, OR = 2,205; IC95%: 0,903-5,381) se situou na fronteira da significância estatística (tab. 2)

Tabela 2. pCR1. (n = 105). Análise multivariada do recebimento de pCR1 como variável dependente
variável no modelo de regressão logística

Variáveis independentes	pCR1	
	OR (IC95%)	p
Idade (anos)	1.014 (0.947-1.086)	0.67
Dependência hormonal	2.205 (0.903-5.381)	**0.078**
T	0.869 (0.440-1.715)	0.68
N	1.084 (0.486-2.418)	0.84
Menopausa	0.755 (0.214-2.667)	0.66
Estágio IIIB + IIIC vs IIIA	0.941 (0.300-2.945)	0.91
Obesidade	0.407 (0.141-1.175)	**0.092**

Idade - no momento do diagnóstico, T - Tamanho do tumor antes do tratamento, N - avaliação clínica do linfonodo antes do tratamento, Estádio - estádio IIIB+IIIC, comparando com o estádio IIIA, HER2 - expressão de HER2.

A análise multivariada do pCR1 (modelo de regressão logística) no subgrupo de doentes (n = 95) com HER2 determinado, que incluiu idade, dependência hormonal, menopausa, HER2, T, N, estádio do cancro (IIIB + IIIC vs IIIA), obesidade, revelou apenas uma associação negativa, no limite da significância estatística, da obtenção de pCR1 com a obesidade (p = 0,082, OR = 0,371, IC95%: 0,119-1,154) (tab. 3).

Tabela 3. pCR1. Pacientes com HER2 avaliado (n = 95). Análise multivariada do recebimento de pCR1 como variável dependente no modelo de regressão logística

Variáveis independentes	pCR1	
	OR (IC95%)	p
Idade (anos)	1.009 (0.940-1.083)	0.79
Dependência hormonal	1.928 (0.733-5.071)	0.17
T	0.934 (0.470-1.853)	0.84
N	1.073 (0.464-2.483)	0.86
Menopausa	0.776 (0.198-3.042)	0.71
Estágio	0.849 (0.260-2.768)	0.78
Obesidade	0.371 (0.119-1.154)	**0.082**

HER2	1.757 (0.642-4.804)	0.26

Idade - no momento do diagnóstico, T - Tamanho do tumor antes do tratamento, N - avaliação clínica do linfonodo antes do tratamento, Estádio - estádio IIIB+IIIC, comparando com o estádio IIIA, HER2 - expressão de HER2.

4.2. Sobrevivência livre de doença (DFS). Todo o grupo de doentes (n = 105)

4.2.1. Análise univariada

Na análise univariada, comprovou-se a associação apenas entre a SLD e o estado dos linfonodos axiais locais após a quimioterapia de indução (maior valor de pN relacionou-se com maior risco de recidiva tumoral: p = 0,013, HR 1,609, IC95%: 1,101-2,351) (tab. 4). Na análise univariada, não se verificou uma associação significativa entre a DFS e a massa corporal, idade, altura, IMC, obesidade, expressão do ER, dependência hormonal do cancro, menopausa, tamanho do tumor (T), estado clínico dos gânglios linfáticos axiais locais, antes do início do tratamento (N), questões pT, estádio do cancro (Fig. 3, Tab. 4).

Fig. 3. Gráficos de Kaplan-Meier para a sobrevivência livre de doença (DFS) em doentes com e sem obesidade

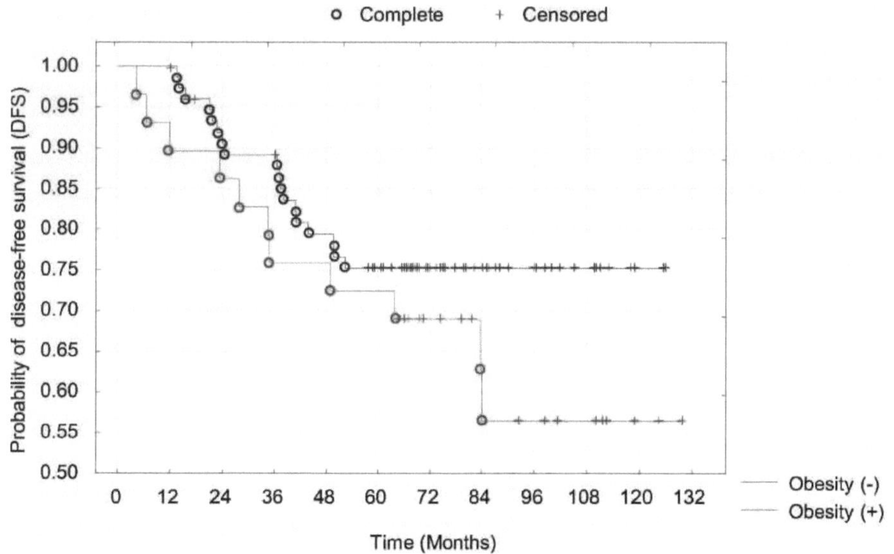

Tabela 4. Análise univariada da SLD e da SG no modelo de risco proporcional de Cox Grupo total de investigados (n = 105)

Variáveis independentes	DFS		SO	
	Rácio de risco (IC95%)	p	Rácio de risco (IC95%)	p
Idade (anos)	1.005 (0.964-1.048)	0.81	0.997 (0.950-1.046)	0.90
Massa corporal (kg)	1.003 (0.979-1.027)	0.83	1.013 (0.987-1.040)	0.34
Altura (cm)	0.963 (0.910-1.019)	0.19	0.983 (0.917-1.054)	0.63
IMC (kg/m^2)	1.02 (0.961-1.082)	0.51	1.039 (0.971-1.111)	0.27
ER	1.521 (0.693-3.342)	0.29	0.774 (0.320-1.870)	0.57
Dependência hormonal	1.682 (0.745-3.793)	0.21	0.89 (0.363-2.181)	0.79
RP	0.805 (0.101-6.443)	0.84	0.879 (0.108-7.151)	0.90
HER2	0.977 (0.430-2.218)	0.96	1.165 (0.442-3.071)	0.76
T	0.964 (0.644-1.445)	0.86	0.839 (0.518-1.358)	0.47
N	0.893 (0.501-1.590)	0.70	0.863 (0.424-1.755)	0.68

PT	1.093 (0.670-1.783)	0.72	1.169 (0.641-2.134)	0.61
pN	1.609 (1.101-2.351)	**0.013**	1.588 (1.001-2.520)	**0.049**
Menopausa	0.806 (0.389-1.671)	0.56	0.568 (0.232-1.389)	0.22
Obesidade	1.62 (0.765-3.432)	0.21	1.676 (0.683-4.109)	0.26
Excesso de peso ou obesidade	0.937 (0.447-1.963)	0.86	1.538 (0.683-4.109)	0.38

Idade - no momento do diagnóstico, IMC - índice de massa corporal, RE - recetor de estrogénio, RP - recetor de progesterona, HER2 - expressão do recetor HER2, pT - tamanho do tumor na peça cirúrgica após a quimioterapia de indução, pN - estado dos gânglios linfáticos axiais locais na peça cirúrgica após a quimioterapia de indução.

4.2.2. Análise multivariada

Na análise multivariada DFS (modelo 1), que inclui a idade à data do diagnóstico da doença, IMC, dependência hormonal, menopausa e estadio do cancro (IIIB + IIIC vs IIIA), não se comprovou associação entre qualquer dos factores acima referidos com a sobrevivência DFS (tab. 5).

Tabela 5. Análise multivariada de SLD e SG no modelo de risco proporcional de Cox 1 Grupo inteiro (n = 105)

Variáveis independentes	DFS		SO	
	Rácio de risco (IC95%)	p	Rácio de risco (IC95%)	p
Idade (anos)	1.025 (0.971-1.081)	0.38	1.036 (0.972-1.104)	0.28

IMC (kg/m^2)	1.034 (0.967-1.106)	0.32	1.087 (0.997-1.185)	**0.058**
Dependência hormonal	1.744 (0.755-4.026)	0.19	1.095 (0.435-2.753)	0.87
Menopausa	0.511 (0.190-1.376)	0.18	0.258 (0.070-0.946)	**0.041**
Estágio IIIB + IIIC vs IIIA	1.105 (0.511-2.39)	0.80	0.582 (0.220-1.538)	0.28

Idade - no momento do diagnóstico, IMC - índice de massa corporal

Quando o modelo acima foi modificado, substituindo o valor do IMC pela presença de obesidade (modelo 2), a sua associação com uma DFS mais curta ficou no limite da significância estatística (p = 0,08) (Tab. 6).

Tabela 6. Análise multivariada de SLD e SG no modelo de risco proporcional de Cox 2

Grupo inteiro (n = 105)

Variável independente	DFS		SO	
	Rácio de risco (IC95%)	p	Rácio de risco (IC95%)	p
Idade (anos)	1.029 (0.976-1.085)	0.29	1.043 (0.978-1.112)	0.20
Dependência hormonal	1.833 (0.792-4.246)	0.16	1.141 (0.449-2.900)	0.78
Menopausa	0.416 (0.147-1.183)	0.10	0.218 (0.056-0.857)	**0.029**
Estágio IIIB + IIIC vs IIIA	1.112 (0.522-2.369)	0.78	0.583 (0.226-1.506)	0.265

Obesidade	2.177 (0.909-5.216)	0.08	3.146 (1.015-9.756)	0.047

Idade - no momento do diagnóstico

4.3. Sobrevivência global (OS)

4.3.1. Análise univariada. Grupo inteiro (n = 105)

Na análise univariada, verificou-se uma associação significativa entre a SG e o estado dos gânglios linfáticos na peça cirúrgica (pN) após a quimioterapia de indução (um valor mais elevado de pN estava relacionado com um maior risco de morte: p = 0,049, HR 1,588, IC95%: 1,101-2,520) (Tab. 4). Verificou-se uma associação entre SO e idade (p = 0,90), massa corporal (p = 0,34), altura (p = 0,63), IMC (p = 0,27), RE (p = 0,57), estado dos gânglios linfáticos N (p = 0,68), dependência hormonal (p = 0,79), obesidade (p = 0.26), excesso de peso ou obesidade (p = 0,38), menopausa (p = 0,22), tamanho do tumor T (p = 0,47), pT (p = 0,61), estádio do cancro (IIIB + IIIC vs IIIA, p = 0,30) não foi comprovado (Tab. 4, Fig. 4).

Fig. 4. Gráficos de Kaplan-Meier para a sobrevivência global (OS) em doentes com e sem obesidade

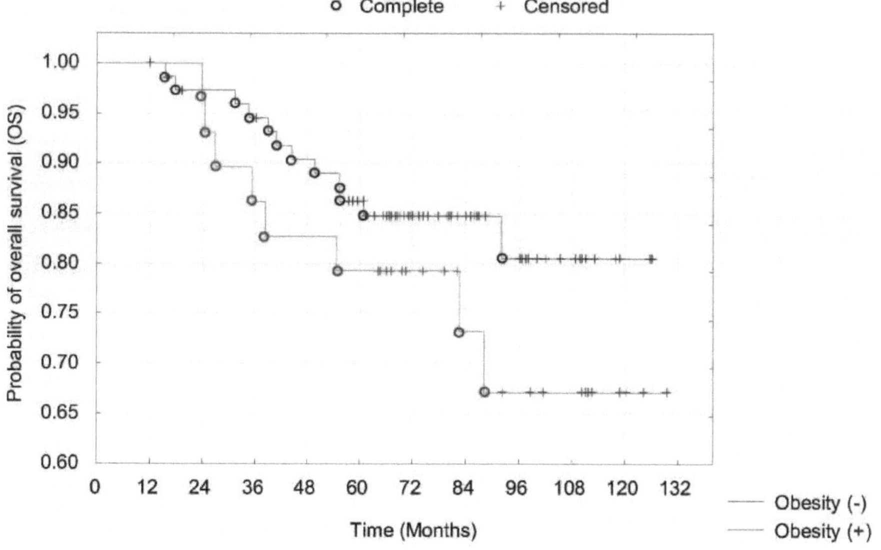

4.3.2. Análise multivariada (n = 105)

Na análise multivariada da OS, que inclui a menopausa, o IMC, a dependência hormonal e o estádio do cancro (modelo 1), apenas a menopausa foi um fator significativo relacionado com uma OS mais longa (p = 0,041, HR 0,258, IC95%: 0,070-0,946). A associação entre maior valor de IMC e menor OS ficou no limite da significância estatística (p = 0,058, HR 1,087, IC95%: 0,997-1,185) (tab. 5). Os demais fatores analisados não apresentaram associação com a SG (tab. 5).

Quando o modelo acima foi modificado substituindo o valor do IMC por obesidade (modelo 2), apenas se comprovou uma associação significativa entre a SO com a obesidade (maior risco de morte, p = 0,047, HR = 3,146; IC95%: 1,015-0,857) e com a menopausa (menor risco de morte, p = 0,029, HR = 0,218; IC95%: 0,056-0,857) (tab. 6).

4.4. Análise da SLD e da OS num grupo de doentes com expressão HER2 avaliada (n = 95)

Em 95 casos, foi possível avaliar a expressão de HER2, noutros 10 não foi possível obter a quantidade necessária de material tecidular.

Na análise univariada efectuada entre os doentes com HER2 avaliado (n = 95), não se verificou associação entre a SLD (p = 0,96) nem a OS (p = 0,76) com a expressão de HER2.

Na análise multivariada DFS, realizada entre as doentes com expressão HER2 avaliada, que incluiu idade, dependência hormonal, expressão HER2, menopausa, estádio do cancro (IIIB + IIIC vs IIIA), obesidade, não se verificou uma associação entre os factores acima referidos e a DFS (tab. 7).

Na análise multivariada da OS, realizada entre as doentes com expressão HER 2 avaliada, que incluiu obesidade, idade, dependência hormonal, expressão HER2, menopausa, estádio do cancro (IIIB + IIIC vs IIIA), a obesidade esteve relacionada com uma OS mais curta, no limite da significância estatística (p = 0,067) (Tab.7).

Tabela 7. Análise multivariada de SG e SLD no grupo com recetor HER2 avaliado (n = 95)

Variáveis independentes	DFS		SO	
	Rácio de risco (IC95%)	p	Rácio de risco (IC95%)	p
Idade (anos)	1.026 (0.971-1.083)	0.36	1.037 (0.963-1.110)	0.29
Dependência hormonal	1.829 (0.777-4.306)	0.17	1.118 (0.430-2.909)	0.82
HER2	1.200 (0.501-2.874)	0.68	1.257 (0.458-3.445)	0.66
Menopausa	0.522 (0.171-1.596)	0.25	0.278 (0.062-1.249)	0.09
Estágio IIIB + IIIC vs IIIA	0.984 (0.448-2.164)	0.97	0.491 (0.182-1.322)	0.16
Obesidade	2.022 (0.804-5.088)	0.13	3.138 (0.923-10.672)	0.067

Idade - no momento do diagnóstico, HER 2 - expressão de HER2

5. Conclusões

1. A obesidade parece ser um preditor independente e desfavorável da não obtenção de resposta patológica pCR1 em doentes com cancro da mama localmente avançado tratadas com regime de quimioterapia neoadjuvante baseado na TA, no entanto, a associação observada na fronteira da significância estatística necessita de ser confirmada em grupos maiores de doentes.

2. Embora não tenha havido associação da obesidade com a sobrevivência na análise univariada, no modelo multivariado, a obesidade foi um preditor significativo, independente da idade do diagnóstico, da *hormono-dependência*, do estado de menopausa e do estádio do cancro, relacionado com uma menor sobrevivência global das doentes com cancro da mama localmente avançado, tratadas com quimioterapia neoadjuvante baseada no esquema AT.

6. Discussão

O excesso de peso e a obesidade são factores de mau prognóstico em doentes com cancro da mama - antes e depois da menopausa [70, 71, 72, 73]. O tecido adiposo visceral é incrivelmente ativo do ponto de vista metabólico e suscetível às influências das catecolaminas. É afetado por uma inflamação crónica de intensidade moderada, que é causada por citocinas [74]. As citocinas inflamatórias como a interleucina-6 (Il-6) e a interleucina 8 (IL-8), o fator de necrose tumoral (TNF alfa), o fator de crescimento do endotélio vascular (VEGF) estão associadas à patologia da mama e, especialmente, ao desenvolvimento do cancro da mama [75]. A influência sentinela das citocinas nas células do cancro da mama passa pela produção de estrogénio. Foi provado que um título mais elevado de Il-6 e IL-8 aparece no cancro da mama localmente avançado e disseminado [76]. As células do tecido adiposo têm a função de órgão secreto e são fonte de marcadores inflamatórios como TNF alfa, IL-6, IL-8, VEGF [77, 78]. O aumento da produção e secreção de TNF alfa, IL-6, IL-8 pelos adipócitos está associado ao nível de obesidade [77]. A perda de peso está associada à redução dos marcadores inflamatórios produzidos pelo tecido adiposo. Em exames recentes, foi provado que o exercício de média duração leva a uma diminuição significativa do nível de citocinas IL-6, IL-8, TNF alfa [79].

O hiperinsulinismo crónico, que acompanha a obesidade, torna as células mais ávidas de proliferar, através da estimulação do recetor de insulina [47]. Uma das vias sucessivamente activadas é a via da proteína quinase activada por mitogénios (MAPK). Esta via é responsável pela mitogénese induzida pela ativação constante do recetor de insulina. A MAP quinase é responsável pelo crescimento, diferenciação e proliferação das células sob a influência da insulina [47]. Indiretamente, o hiperinsulinismo crónico induz a carcinogénese, através de alterações secundárias no metabolismo hormonal.

O IGF-1 (fator de crescimento semelhante à insulina) é uma hormona sintetizada principalmente no fígado, sob a influência da hormona do crescimento [47]. A atividade do recetor da hormona do crescimento é parcialmente regulada pela insulina [47]. Está provado que o aparecimento da hormona de crescimento é comum à insulina e ao IGF1 [47]. As capacidades mitogénicas da insulina, em contraste com a sua influência hipoglicémica, são reveladas através do recetor IGF1 [47] ou do recetor híbrido, comum à insulina e ao IGF1 [47]. Em resposta ao aumento do nível de insulina, o IGF1 regula o perfil caraterístico da secreção de hormonas relacionadas com o sexo, o que se repercute numa diminuição do nível de secreção de globulina de ligação às hormonas sexuais (SHGB), que tem uma afinidade especial com a testosterona e o estradiol, provocando um aumento do pool de estradiol ativo. A expressão destes distúrbios é um risco mais elevado de cancro da mama entre as mulheres em idade pós-menopausa [47]. A insulina, a resistência à insulina e o IGF-1 são factores que associam a obesidade, a síndrome metabólica e o cancro da mama [80].

Muitas publicações confirmam a associação entre um maior risco de cancro da mama entre as mulheres na idade pós-menopausa e uma maior concentração de insulina no soro sanguíneo e outros marcadores de resistência à insulina, como o péptido C e o IGF-1 [81, 82, 83].

O índice de massa corporal (IMC) é utilizado para avaliar o estado de nutrição e para detetar obesidade ou excesso de peso. O valor do IMC tem influência no risco de desenvolvimento do cancro da mama e no prognóstico [84, 85, 86, 87, 88]. O IMC elevado está relacionado com um maior risco de cancro da mama em mulheres na pós-menopausa [89] e com o aparecimento do subtipo luminal A [90]. Entre as doentes com valores de IMC mais elevados, os cancros da mama com um estádio avançado mais elevado são mais frequentemente diagnosticados do que com um estádio mais baixo. Esta relação está mais frequentemente associada a mulheres em idade pós-menopáusica, com cancro da mama hormono-dependente [90, 91].

No caso da obesidade diagnosticada, foi provada uma associação com um estádio mais avançado no momento do diagnóstico e com factores existentes de mau prognóstico, independentemente da menopausa [70, 72, 73, 92, 93, 94]. No grupo de doentes obesos, a sobrevivência global é mais curta [95].

O valor elevado do IMC, juntamente com o aumento do nível de estrona, estradiol [96], insulina, IGF-1 [48] no soro sanguíneo, resulta numa perturbação dos processos de proliferação e apoptose [48] e leva a um aumento do risco de cancro da mama.

O problema não resolvido é saber qual é a influência da obesidade nos parâmetros metabólicos, na farmacocinética, na farmacodinâmica e na eficácia dos medicamentos, incluindo os citostáticos.

Nos últimos anos, existem muitas publicações que mostram que as mulheres obesas com cancro da mama têm uma pior resposta à quimioterapia. As doentes com um valor elevado de IMC raramente recebem pCR na quimioterapia neoadjuvante [97] e a percentagem de pCR recebida é um fator prognóstico da sobrevivência global entre as doentes com cancro da mama [17, 98, 99]. As doentes que recebem uma resposta pCR têm uma sobrevivência global mais longa [100]. Nas publicações disponíveis, foram examinadas doentes com vários estádios de cancro e tratadas com diferentes esquemas de quimioterapia de indução [12, 21, 22, 23, 24, 38]. O objetivo desta publicação foi analisar a associação entre a obesidade e a resposta patomorfológica e a sobrevivência relacionada com o cancro nos seguintes casos, apenas entre as doentes com cancro da mama no terceiro estádio e que foram tratadas apenas com um tipo de quimioterapia pré-operatória à base de doxorrubicina e docetaxel e, posteriormente, com tratamento cirúrgico radical.

No estudo acima apresentado, verificou-se uma associação entre a obesidade e a resposta rara pCR1 à quimioterapia (análise univariada, associação no limite da significância estatística, p = 0,057).

A obesidade foi um fator independente, associado a uma menor probabilidade de receber pCR1 no grupo examinado e no grupo com HER-state marcado (associação no limite da significância estatística).

Uma análise adicional mostrou que uma menor massa corporal está relacionada com uma melhor resposta ao pCR1 (análise univariada, método de regressão logística, no limite da significância estatística p = 0,059). Um grupo de doentes que recebeu pCR1 e o grupo que não recebeu foram comparados utilizando o teste de Mann-Whitney. Só foram detectadas diferenças estatisticamente significativas de acordo com a massa corporal, pT, pN. A massa corporal média dos doentes que obtiveram resposta patológica pCR1 foi de 66,3 kg e a dos doentes que não obtiveram resposta pCR1 foi de 71,8 kg. A diferença foi estatisticamente significativa (p = 0,037). Estatisticamente significativo, a maior frequência de pCR1 esteve relacionada com menor massa corporal.

Nos exames mostrados, a associação entre o IMC e a resposta patológica completa (pCR) não foi comprovada e pode estar relacionada com a pequena dimensão do grupo examinado.

Os relatórios da literatura relativos à influência do IMC na obtenção de pCR na quimioterapia neoadjuvante são divergentes. Muitas publicações mostram que um IMC mais elevado está relacionado com uma pior resposta patomorfológica no tratamento de indução [95, 97, 99]. O exame efectuado por Litton et al. num grupo de 1169 doentes com cancro da mama, tratadas com quimioterapia neoadjuvante, provou que um valor mais elevado de IMC está associado a uma menor probabilidade de obter uma resposta patomorfológica completa [95]. Um grupo de cientistas coreanos obteve resultados completamente diferentes. Kayng-Hun Lee et al. não provaram a associação entre obesidade e IMC elevado com pCR e sobrevivência global de doentes coreanas com cancro da mama localmente avançado, tratadas com quimioterapia neoadjuvante [101]. Por outro lado, investigações multicêntricas, que estudaram a influência do IMC na obtenção de pCR, provaram uma associação estreita entre a obesidade e a resposta patomorfológica [97, 98]. O maior valor de IMC foi relacionado com pior pCR [97]. Tais resultados poderiam ser causados pela influência da obesidade e da redução da dose de citostáticos, comumente utilizada na prática, entre pacientes com sobrepeso e obesidade [102, 103, 104]. Griggs et al. provaram, numa grande investigação retrospetiva, que os doentes com excesso de peso e obesidade recebiam mais frequentemente doses reduzidas de citostáticos, em comparação com os doentes com uma massa corporal precisa [105]. Neste ponto, é de notar que os doentes obesos que recebem doses corretas de medicamentos quimioterapêuticos, tal como os doentes com um valor normal de IMC, não sofrem de maior toxicidade do tratamento citostático [106]. No entanto, a razão para a redução da dose nos doentes obesos são as doenças graves coexistentes, como a insuficiência renal ou circulatória. No entanto, está provado que a redução da dose de citostáticos tem uma influência negativa no tratamento oncológico, especialmente em cancros independentes de hormonas [107].

Publicações recentes mostraram uma associação significativa entre a obesidade e a farmacocinética de alguns citostáticos [108]. Infelizmente, estes estudos não são comuns em doentes obesos e, no caso da obesidade, há falta de dados sobre as capacidades farmacocinéticas da maioria dos medicamentos. Os efeitos mais frequentemente observados são: aumento do volume de distribuição dos fármacos lipofílicos, alterações na depuração dos fármacos e influência no processo de ligação dos fármacos às proteínas [109]. Na obesidade, foi descrito um aumento da atividade da isoenzima CYP2E1 do citocromo P-450, uma diminuição da atividade da CYP3A4 e um aumento da eliminação do fármaco do organismo [109]. Para a eliminação renal mais rápida dos fármacos entre os obesos, contribuem a maior massa renal, a quantidade de néfrons, a filtração glomerular e o aumento do valor da depuração da creatinina [109]. Por outro lado, Barpe et al. demonstram redução da depuração renal e maior exposição a alguns citostáticos (por exemplo, antraciclina), entre pacientes obesos [110].

Na prática quotidiana, as doses de citostáticos são calculadas por metro quadrado de superfície corporal e, neste caso, é habitualmente utilizado o índice de superfície corporal BSA. Quando o BSA é superior a 2 m^2, as doses dos medicamentos são frequentemente reduzidas ou está a ser utilizada a massa corporal perfeita para calcular a dose adequada de citostáticos [111]. Os últimos estudos, que avaliam o comportamento dos oncologistas, confirmam que ainda há um costume de redução de dose entre pacientes obesos [112], o que pode levar à piora dos resultados do tratamento oncológico [113]. A literatura informa que pacientes obesos apresentam a mesma ou até menor toxicidade do tratamento, em comparação com pacientes sem obesidade [114, 115].

Além disso, doses subóptimas de terapia citostática adjuvante em doentes obesas com cancro da mama aumentam o risco de recidiva do cancro, uma DFS e uma OS mais curtas, especialmente em doentes com tumores com receptores de estrogénio negativos ou com baixa expressão [116]. Segundo os cálculos, apenas 25% das pacientes com cancro da mama recebem doses adequadas no tratamento adjuvante [117].

As doentes com cancro da mama localmente avançado que estavam a fazer quimioterapia nos anos 2001-2006 receberam doses de medicamentos com base num BSA real. No caso de um BSA superior a

2 m^2, o procedimento padrão foi diminuir a dose para o valor apropriado para BSA = 2 m^2 e o procedimento padrão foi reduzir a dose para 80% do valor normal entre pacientes com doenças internas e pacientes que sofreram toxicidade de citostáticos após o primeiro ciclo de quimioterapia.

No estudo apresentado, a obesidade foi um fator independente, relacionado com uma DFS mais curta (a associação no limite da significância estatística). A obesidade foi um fator independente e significativo relacionado com uma menor sobrevivência global associada ao cancro ($p = 0,0047$). A menopausa foi um fator independente significativo, relacionado com uma maior OS ($p = 0,029$).

A influência da menopausa e do IMC no prognóstico das doentes com cancro da mama é complexa [97]. Em investigações publicadas, o IMC, dependendo do estado da menopausa, mostrou um valor preditivo diferente para receber pCR na quimioterapia. As doentes em idade pós-menopáusica e com IMC inferior a 25, com receptores de estrogénio ER(-) e receptores de progesterona PR(-) negativos, receberam mais frequentemente pCR em quimioterapia neoadjuvante em comparação com as doentes pós-menopáusicas com obesidade e excesso de peso [97]. No caso de pacientes na pré-menopausa que tinham sido tratadas com quimioterapia de indução, Sheng Chen et al. não confirmaram a associação entre receber pCR e IMC [97].

No nosso estudo, a influência da menopausa na resposta patomorfológica pCR e pCR1 não foi comprovada. É de salientar que, entre o grupo de 105 doentes, a obesidade apareceu mais frequentemente entre as doentes pós-menopáusicas ($p=0,01$). No subgrupo de doentes pós-menopáusicas, 41,82% tinham IMC > 30, 30,91% - IMC entre 25 e 30 e apenas 27,27% tinham IMC inferior a 25 ($p = 0,01$). A maior parte do subgrupo de pacientes na pré-menopausa tinha IMC <25 - 56%, IMC entre 25 e 30 tinha 32% e IMC acima de 30 tinha apenas 12% das pacientes.

O cancro da mama em doentes obesas em idade pós-menopáusica é mais frequentemente dependente de hormonas ER(+), PR(+) [118, 119, 120]. No nosso estudo, entre 23 doentes pós-menopáusicas com IMC superior a 30, o cancro da mama hormono-dependente (ER+ PR+) foi detectado em 15 casos, o que correspondeu a 65,21% deste subgrupo.

Existe também uma influência do tratamento escolhido, da quimioterapia pós-cirúrgica e da terapia hormonal na sobrevivência global (OS). No tratamento hormonal do cancro da mama, estão a ser utilizados inibidores da aromatase, antiestrogénios e análogos da LH-RH. Vale a pena citar aqui o estudo Aliquot, que analisou a influência dos inibidores da aromatase na concentração de estradiol e sulfato de estrona em 54 doentes pós-menopáusicas com cancro da mama inicial, que tinham recebido terapia hormonal sequencial: letrozol^ anastrozol, ou anastrozol^ letrozol. Os investigadores provaram que as concentrações de estradiol e estrona estavam associadas ao IMC. A concentração de estradiol entre pacientes com IMC>35 era duas vezes maior do que entre mulheres com IMC abaixo de 25 [121]. No site , por outro lado, a análise retrospetiva da ATAC mostrou que o risco de recidiva do cancro entre os doentes com IMC>35 era significativamente maior do que entre as mulheres com IMC inferior a 23. O aumento do risco de recidiva foi observado apenas entre as pacientes que tinham sido tratadas com anastrozol e não com tamoxifeno [122]. No estudo ABCSG12, as doentes obesas na pré-menopausa com ovários suprimidos, que tomaram anastrozol, tiveram um risco 60% maior de recidiva do cancro e duas vezes maior de morte, em comparação com as doentes com massa corporal correta [123]. Em comparação com o grupo tratado com tamoxifeno, as doentes que tomavam anastrozol apresentavam um risco de recidiva do cancro 50% superior e um risco de morte três vezes superior [123]. A supressão ineficaz da produção de estrogénio no tecido adiposo sob a influência dos inibidores da aromatase pode estar relacionada com um pior prognóstico [124].

No relatório acima apresentado, entre 22 doentes (21,78%) foi detectado um cancro da mama triplo negativo. 7 delas eram obesas, o que correspondia a 32% deste subgrupo. O IMC médio neste grupo era de 27,4 e não era muito diferente do IMC das outras mulheres. Não se verificou qualquer diferença significativa na DFS e na OS entre o subgrupo de doentes com cancro da mama triplo negativo e as outras doentes com cancro da mama investigadas.

O cancro da mama triplo negativo (ER- PR- HER2-) está frequentemente associado a um pior prognóstico [125]. Este tipo de tumor aparece mais frequentemente em doentes obesos [8]. A relação entre o IMC e um tipo específico de cancro foi investigada na população afro-americana. Stead LA et al. [126] mostraram que os tumores triplos negativos aparecem 4 vezes mais frequentemente em mulheres obesas de raça negra do que em mulheres obesas de raça branca. Uma análise retrospetiva de 620 pacientes com cancro da mama invasivo, realizada por Vona-Davis et al. [8], mostrou que a obesidade aparecia em 50% dos cancros da mama triplo-negativos e em 35% dos outros subtipos. Por outro lado, Pacheco JM et al., num estudo realizado num grupo de 501 doentes, não provaram a influência do IMC no prognóstico de mulheres com cancro da mama triplo negativo, independentemente da menopausa [127]. Sparano et al. provaram, na sua análise retrospetiva de 3 grandes estudos clínicos, que existe uma associação significativa entre a obesidade e a sobrevivência livre de doença e a sobrevivência global entre as doentes com cancro da mama ER+, HER2- [128]. Não foi comprovada uma relação semelhante, nem para as doentes com cancro da mama triplo negativo, nem para os tumores HER2 positivos [128].

Shaheenah et al. não provaram a associação entre o IMC e a obtenção de resposta patomorfológica pCR, entre doentes com cancro da mama triplo negativo localmente avançado [129]. Como foi mencionado acima, a resposta patomorfológica é a taxa mais significativa de eficácia da quimioterapia neoadjuvante e as pacientes que recebem pCR têm uma sobrevida mais longa, em comparação com aquelas que não têm essa resposta [17, 99, 100]. Os autores sugerem que o prognóstico entre as doentes com cancro da mama triplo negativo não depende do IMC. No caso do cancro da mama triplo negativo, as doentes têm um risco mais elevado de metástases parenquimatosas e uma sobrevivência global mais curta após a disseminação da doença [130, 131]. O mau prognóstico das doentes com cancro da mama triplo negativo reduz a influência do IMC no seu destino [129]. Também Pacheco JM et al. não provaram a influência do IMC no prognóstico do cancro da mama triplo negativo, independentemente do estado menopáusico das doentes [127].

Numa investigação realizada num grupo de 1118 doentes, Liedtke et al. provaram que as doentes com cancro da mama triplo negativo recebem mais frequentemente pCR com a quimioterapia utilizada do que as doentes com outros tipos de cancro da mama (22% vs 11%; p = 0,034) [130]. Estas doentes, que receberam pCR com quimioterapia, também tiveram uma sobrevivência global mais longa.

Existem evidências que sugerem que um valor mais elevado de IMC, independentemente do estado menopáusico, está relacionado com o aparecimento de factores de mau prognóstico [132]. No nosso estudo, não foi comprovada a associação entre obesidade e ocorrência de cancros da mama HER2 positivos, o que poderá ser causado por um número demasiado reduzido de doentes.

As publicações acessíveis mostram uma influência do IMC elevado na sobrevivência global e a relação entre um valor elevado de IMC e um risco acrescido de morte relacionada com o cancro da mama [133, 134]. Valores elevados de IMC têm um impacto na redução do tempo de sobrevivência das doentes pós-menopáusicas [133, 134, 135, 136] e pré-menopáusicas [83, 91, 134, 135, 136], tratadas devido ao cancro da mama. Na meta-análise de 43 publicações dos anos 1963-2005, realizada por Protani et al., foi demonstrada uma menor sobrevivência global de doentes obesas, especialmente de doentes pré-menopáusicas com cancro da mama, em comparação com doentes com este tumor com massa corporal normal [135].

Por outro lado, Masaki Kawai et al. mostraram, com base na análise de 653 pacientes, que valores altos e baixos de IMC estão relacionados com o aumento do risco de morte entre pacientes na pré-menopausa [136]. No caso das doentes pré-menopáusicas com cancro da mama hormono-dependente, a obesidade é um fator de risco de morte, associado e não associado ao cancro [136]. O baixo IMC neste grupo de doentes estava relacionado com o aumento do risco de morte, que não estava associado ao cancro [136].

O estudo acima apresentado, com base em material próprio de um grupo homogéneo em função do estádio do tumor e da escolha do tratamento pré-cirúrgico do cancro da mama, permite tirar conclusões: 1. A obesidade parece ser um preditor independente e desfavorável da falta de obtenção de resposta patológica pCR1 em doentes com cancro da mama localmente avançado tratadas com regime de quimioterapia neoadjuvante baseado na AT, no entanto, a associação observada na fronteira da significância estatística precisa de ser confirmada em grupos maiores de doentes. 2. Embora não tenha havido associação da obesidade com a sobrevivência na análise univariada, no modelo multivariado, a obesidade foi um preditor significativo, independente da idade do diagnóstico, da dependência *hormonal*, do estado de menopausa e do estádio do cancro, relacionado com uma sobrevivência global mais curta das doentes com cancro da mama localmente avançado, tratadas com quimioterapia neoadjuvante baseada no esquema AT.

Devido ao carácter retrospetivo do estudo apresentado, os resultados necessitam de confirmação em investigações prospectivas baseadas num grande grupo de doentes.

7. Resumo

Introdução: O principal objetivo da quimioterapia de indução no cancro da mama localmente avançado é a viabilidade da cirurgia radical ou da cirurgia conservadora da mama. Os regimes de quimioterapia pré-operatória mais frequentemente utilizados no cancro da mama incluem medicamentos do grupo das antraciclinas e dos taxanos. A obtenção de uma resposta patológica completa é comprovadamente o parâmetro de prognóstico mais importante. Os relatórios que avaliam o impacto da obesidade na resposta patológica obtida à quimioterapia são desiguais, no entanto, as publicações disponíveis têm frequentemente incluído grupos de doentes heterogéneos, tanto em termos do estádio do cancro como do tipo de quimioterapia. Este estudo foi realizado em doentes com cancro da mama localmente avançado, tratadas com quimioterapia de indução baseada apenas no regime AT (doxorrubicina mais docetaxel), com IMC determinado, o seu estado menopáusico, a expressão de ER, PR e HER2 no carcinoma. Analisámos a relação da obesidade e do excesso de peso com a resposta patológica à quimioterapia neoadjuvante e a sobrevivência.

O objetivo deste estudo foi: 1. avaliar a associação entre a obesidade e a resposta patomorfológica à quimioterapia neoadjuvante, baseada no módulo AT (doxorrubicina e docetaxel), em doentes com cancro da mama localmente avançado. 2. Avaliação da associação entre obesidade e sobrevivência livre de doença e sobrevivência global em doentes com cancro da mama localmente avançado tratadas com regime de quimioterapia neoadjuvante baseado no módulo AT.

Material e Metodologia: Foi efectuado um estudo retrospetivo num grupo de 105 doentes, consecutivos e não selecionados, com cancro da mama localmente avançado, tratados com quimioterapia neoadjuvante em regime AT (4 ciclos), e posteriormente tratados com cirurgia radical. Após a cirurgia, as doentes receberam mais quatro ciclos de quimioterapia, radioterapia adjuvante e, no caso de cancro com receptores hormonais positivos, hormonoterapia adjuvante. A idade média das doentes era de 49,9 anos (25-66 anos), sendo a idade média de 50 anos. O índice de massa corporal (IMC) foi calculado com base na altura e no peso das doentes antes do tratamento, sendo a mediana do IMC de 25,95 (18,49-47,07). Os doentes foram divididos em 3 grupos de acordo com o IMC: I - IMC<25 (41%), II - IMC 25-30 (31,4%), III IMC>30 (27,6%). Foram adoptadas duas variantes de resposta patológica ao tratamento: a pCR (T0N0) e a pCR1 (TisN0, TxN1, T1N0, T1N1, T0N1). Durante a observação ocorreu recidiva em 29 doentes (27,6%), morte por cancro em 20 doentes (19,1%), 81 doentes (77,1%)

ainda estão vivos. A sobrevivência global média associada ao tumor OS foi de 84,4 meses (16,0-129,5).

Resultados: Na análise univariada, a resposta pCR1 foi associada, no limite da significância estatística, a uma incidência ligeiramente inferior de obesidade. No modelo de regressão logística univariada, o menor peso corporal foi associado a uma maior resposta pCR1, e a prevalência de obesidade foi associada a uma menor incidência de resposta pCR1 à quimioterapia. Comparámos um grupo de doentes que receberam pCR1 com um grupo de doentes que não receberam qualquer resposta pCR1 ao tratamento. Foram obtidas diferenças estatisticamente significativas apenas no que respeita ao peso corporal, pT e pN. Uma maior probabilidade de resposta pCR1 foi associada a um peso corporal mais baixo. Na análise multivariada do pCR1, a relação negativa do pCR1 com a obesidade e positiva com a dependência hormonal esteve no limite da significância estatística. A análise multivariada do pCR1 num modelo de regressão logística no subgrupo de doentes com HER2 marcado, mostrou apenas uma relação negativa no limite da significância estatística da obtenção de resposta pCR1 com a obesidade. A análise univariada demonstrou a relação do tempo de sobrevivência livre de doença (DFS) apenas com o estado dos gânglios linfáticos axilares regionais. Na análise multivariada, não se observou qualquer associação de nenhum dos factores examinados com a sobrevivência DFS. Na análise univariada, foi demonstrada uma associação significativa da sobrevivência global (OS) com o estado dos gânglios linfáticos (pN) no material de excisão após a quimioterapia de indução. A análise multivariada mostrou uma associação significativa da SO com a obesidade (maior risco de morte, p = 0,047, HR = 3,146) e a ocorrência de menopausa (menor risco de morte, p = 0,029, HR = 0,218).

O estudo acima apresentado, com base em material próprio de um grupo homogéneo em função do estádio do tumor e da escolha do tratamento pré-cirúrgico do cancro da mama, permite tirar *conclusões*: 1. A obesidade parece ser um preditor independente e desfavorável da falta de obtenção de resposta patológica pCR1 em pacientes com cancro da mama localmente avançado tratadas com regime de quimioterapia neoadjuvante baseado no AT, no entanto, a associação observada na fronteira da significância estatística precisa de ser confirmada em grupos maiores de pacientes. 2. Embora não tenha havido associação da obesidade com a sobrevivência na análise univariada, no modelo multivariado, a obesidade foi um preditor significativo, independentemente da idade do diagnóstico, da dependência *hormonal*, do estado de menopausa e do estádio do cancro, relacionado com uma sobrevivência global mais curta das doentes com cancro da mama localmente avançado, tratadas com quimioterapia neoadjuvante baseada no esquema AT. Devido ao carácter retrospetivo do estudo apresentado, os resultados necessitam de confirmação em investigações prospectivas com base num grande grupo de doentes.

Referências

1. Ferlay J., Steliarova-Foucher E., Lortet-Tieulent J., et al: Cancer incidence and mortalidade a nível mundial: IARC Cancer Base No.11.: Agência Internacional de Investigação do Cancro. 2013.
2. Didkowska Wojciechowska U., Zatoήski W.: Nowotwory zlosliwe w Polsce w 2011roku. Centrum Onkologii-Instytut.Warszawa. 2013.
3. Praca zbiorowa pod redakcjq Krzakowski M.: Zalecenia post^powania diagnostyczno-terapeutycznego w nowotworach zlosliwych u doroslych. 2013, 211-265.
4. Baselga J., Perez E., Pieήkowski T. e Bell R.: Adjuvant trastuzumab: Um marco no tratamento do cancro da mama precoce her-2-positivo. The Oncologist. 2006, 11, 4-12.
5. Westenend P.J., Meurs C.J., Damhuis R.A.M., et al: Tumour size and vascular invasion predict distant metastasis in stage I breast cancer. J Clin Pathol. 2005, 58, 196-201.
6. Kollias J., Elston CW, Ellis IO., et al: Early-onset breast cancer- histopathological and prognostic consideration. Br J Cancer. 1997, 75, 1318.
7. Nixon A.J., Neuberg D., Hayes DF., et al: Relationship of patient age to pathologic features of the tumor and prognosis for patients with stage I or II breast cancer. J Clin Oncol.1994, 12, 888-94.
8. Vona-Davis L., Rose DP., Hazard H., et al: Triple-negative breast cancer and obesidade numa população rural dos Apalaches.Cancer Epidemiol Biomarkers Prev. 2008, 17, 3319-24.
9. Chen AM., Meric-Bernstam F., Hunt KK., et al: Breast conservation after neoadjuvant chemotherapy: the MD Anderson cancer center experience. J Clin Oncol. 2004, 22, 2303-12.
10. von Minckwitz G., Untch M., Blohmer J-U., et al: Definition and impact of pathologic complete response on prognosis after neoadjuvant chemotherapy in various intrinsic breast cancer subtypes. J Clin Oncol. 2012, 1796-804.
11. Byrd SB, Compton CC, et al: AJCC, Cancer Staging Manual, 7.ª edição, Springer-Verlag, 2010, 347-377.
12. Fiszer B., Brown A., Mamounas E., et al: Effect of preoperative chemotherapy on local-regional disease in women with operable breast cancer: findings from

National Surgical adjuvant Breast and Bowel Project B-18. J Clin Oncol. 1997, 15, 2483-2493.

13. Gianni L., Baselga J., Eiermann W., et al: Feasibility and tolerability of sequential doxorubicin/paclitaxel followed by cyclophosphamide, metotrexat and fluorouracil and its effects on tumor response as preoperative therapy. Cancer Res. 2005, 11, 8715-8721.

14. Poikonen P., Saarto T., Lundin J., et al: Leucocyte nadir as a marker for chemotherapy efficacy in node-positive breast cancer treated with adjuvant CMF. Br J Cancer. 1999, 80, 1763-6.

15. Cataliotti L., Buzdar AU., Noguchi S., et al: Comparison of anastrozole versus tamoxifen as preoperative therapy in postmenopausal women with hormone recetor-positive breast cancer: the Pre-Operative "Arimidex" Compared to Tamoxifen (PROACT) trial. Cancer. 2006, 15, 2095-103.

16. Gupta D., Raina V., Rath GK., et al: Clinical and pathological response rates of docetaxel-based neoadjuvant chemotherapy in locally advanced breast cancer and comparison with anthracycline-based chemotherapies: eight-year experience from single centre. Indian J Cancer. 2011, 48, 410-4.

17. Untch M., Konecny GE., Paepke S., von Minckwitz G.: Current and future role of neoadjuvant therapy for breast cancer. Breast. 2014, 23, 526-37.

18. Smith I., Procter M., Gelber RD., et al.: 2-year follow-up of trastuzumab after adjuvant chemotherapy in HER2-positive breast cancer: a randomized controlled trial. Lancet. 2007, 369, 29-36.

19. Huang EH, Strom EA, Perkins GH, et al: Comparison of risk of local- regional recurrence after mastectomy or breast conservation therapy for patients treated with neoadjuvant chemotherapy and radiation stratified according to a prognostic index score. Int J. Radiat. Oncol Biol Phys. 2006, 66, 352-7.

20. McGuire SE, Gonzales Angulo AM, Huang EH, et al: Post mastectomy radiation improves the outcome of patients with locally advanced breast cancer who achieve a pathologic complete response after neoadjuvant chemotherapy. Int J Radiat Oncol Biol Phys. 2007, 68, 1004-9.

21. Bear HD, Anderson S., Smith RE, et al: Sequential preoperative or postoperative docetaxel added to preoperative doxorubicin plus cyclophosphamide for operable breast cancer. Protocolo B-27 do projeto nacional de cirurgia adjuvante e intestinal. J Clin Oncol. 2006, 24, 2019-27.

22. Heys SD, Hutcheon AW, Sarkar TK, et al: Neoadjuvant docetax el in breast cancer: 3-years survival results from Aberdeen trial. Clin Breast Cancer. 2002, 3, 69-74.

23. Buzdar AU., Ibrahim NK., Francis D., et al: Significantly higher pathologic complete remission rate after neoadjuvant therapy with trastuzumab, paclitaxel, and epirubicin chemotherapy: results of a randomized trial in human epidermal growth fator recetor 2-positive operable breast cancer. J Clin Oncol. 2005, 23, 3676-85.

24. Gianni L., Eiermann W., Semiglazov V., et al: Neoadjuvant chemotherapy with trastuzumab followed by adjuvant trastuzumab versus neoadjuvant chemotherapy alone, in patients with HER2-positive locally advanced breast cancer (the NOAH trial): a randomised controlled superiority trial with a parallel HER2-negative cohort. Lancet. 2010, 375, 377-84.

25. Earl HM., Vallier AL., Hiller L., et al: Effects of the addition of gemcitabine e paclitaxel na sequência neoadjuvante de epirrubicina, ciclofosfamida e paclitaxel para mulheres com cancro da mama precoce de alto risco (Neo-tAnGo): um ensaio de fase 3 aleatório, aberto, fatorial 2x2. Lancet Oncol. 2014, 15, 201-12.

26. Gianni L., Semiglazov V., Mankkhas GM., et al: Neoadjuvant trastuzumab in locally advanced breast cancer (NOAH): Análise antitumoral e de segurança. J Clin.Oncol. 2005, 23, 2460-2468.

27. Bauer-Kosmska B.: Wsp01czesne przedoperacyjne leczenie systemowe raka piersi - quimioterapia. Onkol. Prak. Klin. 2008, 4, 47-56.

28. Bauer-Kosmska B.: Wsp01czesne przedoperacyjne leczenie systemowe raka piersi-hormonoterapia. Onkologia w praktyce klinicznej. 2008, 4, 57-61.

29. Gianni L., Baselga J., Eiermann W., et al: Feasibility European cooperative trial in operable breast cancer (ECTO): improved freedom from progression (FFP) from adding paclitaxel to doxorubicin followed by CMF. J. Clin Oncol. 2005, 23, 513.

30. Buzdar A., Valero V., Theriault R., et al: Pathologic complete response to chemotherapy is related to hormone recetor status. Breast Cancer Res Treat. 2003, 82, 69.

31. Guarneri V., Broglio K., Kau SW., et al: Prognostic value of pathologic complete response after primary chemotherapy in relation to hormone recetor status and other factors. J Clin Oncol. 2006, 24, 1037-44.

32. Semiglazov VF, Semiglazov VV, Ivanov VG, et al: Phase 2 randomized trial of primary endocrine therapy versus chemotherapy in postmenopausal patients with estrogen recetor-positive breast cancer. Cancer. 2007, 110, 244-54.

33. Mathew J., Asgeirsson KS, Jackson LR, et al: Neoadjuvant endocrine treatment in primary breast cancer - review of literature. Breast. 2009, 18, 33944.

34. Chia YH, Ellis MJ, et al: Neoadjuvant endocrine therapy in primary breast cancer: indications and use as a research tool. Br J Cancer. 2010, 103, 759-64.

35. Colleoni M., Viale G., Zahrieh D., et al: Expressão de ER, PgR, HER1, HER2, e resposta: um estudo de quimioterapia pré-operatória. Ann Oncol. 2008, 19, 1465-72.

36. Mustacchi G., Mansutti M., Sacco C., et al: Neo-adjuvant exemestane in elderly patients with breast cancer: a phase II, multicentre, open-label, Italian studies. Ann Oncol. 2009, 20, 655-9.

37. Smith IE, Dowsett M., Ebbs SR, et al: Neoadjuvant treatment of postmenopausal breast cancer with anastrozole, tamoxifen, or both in combination: the immediate preoperative anastrozole, tamoxifen, or combined with tamoxifen (IMPACT). J Clin Oncol. 2005, 23, 22.

38. Luboinski G., Nagadowska M., Pienkowski T.: Quimioterapia pré-operatória no cancro da mama primariamente inoperável. EUR. J. Surg. Oncol. 1991, 17, 603-607.

39. Ellis MJ., Buzdae A., Unzeiting G., et al: A randomized phase II trial comparing exemestan, letrozol and anastrozol in postmenopausal women with clinical stage II/III estrogen recetor positive breast cancer. J Clin Oncol. 2010, 28, 18.

40. Brouckaert O., Paridaens R., Floris G., et al: A critical review why assessment of steroid hormone receptors in breast cancer should be quantitative. Annals of Oncology. 2013, 24, 46-53.

41. Mathew J., Asgeirsson KS., Jackson LR., et al: Neoadjuvant endocrine treatment in primary breast cancer (Tratamento endócrino neoadjuvante no cancro primário da mama). Breast. 2009, 18, 339-44.

42. Grodecka-Gazdecka S.: Zwiqzki otylosci z rakiem piersi. Fórum Zaburzeή Metabolicznych. Wybrane problem kliniczne. 2011, 2, 4, 231-238.

43. Mazur-Roszak M., Litwiniuk M., Grodecka-Gazdecka S.: OtyloSc a rak piersi. Wsp01czesna Onkologia. 2010, 14, 270-275.

44. Renehan AG, Roberts DL, Dive C.: Obesity and cancer: pathophysiological and biological mechanisms. Arch Physiol biochem. 2008, 114, 71-83.

45. Pischon T., Nothlinks U., Boening H.: Obesidade e cancro. Proc. Nutr Soc. 2008, 67, 128-45.

46. Montazeri A., Sadighi J., Farzadi F., et al: Weight, height, body mass index end risk of breast cancer in postmenopausal women: a case-control study. BMC Cancer. 2008, 8, 278.

47. Mrozikiewicz-Rakowska B., Krasnod^bski P., Karnafel W.: Otylosc i cukrzyca a wvstcpowiinie chorob nowotworowych. Diabetologia, Endokrynologia, Nowa Klinika. 2008, 13, 3-4.

48. Sinicrope FA., Dannenberg AJ: Obesity and breast cancer prognosis: weight of the evidence. J Clin Oncol. 2011, 29, 4-7.

49. Pobiega M.: Estrogeny - rola biologiczna. *Zaklad* biofizyki obliczeniowej i Bioinformatyki, Wydzial Biochemii, Biofizyki i Biotechnologii. 2011.

50. MacDonald PC, Edman CD, Hamsell DL, et al: Effect of obesity on conversion of plasma androstenedione to estrone in postmenopausale women with and without endometrial cancer. Am J Obset Gynecol. 1978, 130, 448.

51. Yumuk PF, Dane F, Yumuk VD, et al: Imapct of body mass index on cancer development. J. Buon. 2008, 13, 55-9.

52. Bernstein L.: Epidemiology of endocrine-related risk factors for breast cancer. J Mammary Gland Biol Neoplasia. 2002, 7, 3.

53. Cheraghi Z., Poorolajal J., Hashem T., et al: Effect of Body Mass Index on Breast Cancer during premenopausal and postmenopausal periods: a meta analisis. Plos One. 2012, 7, 51446.

54. Destounis S., Newell M., Pinsky R.: Breast imaging and intervention in the overweight and obese patients. Am. J. Roentgenol. 2011, 196, 296-301.

55. Dal Maso L., Zucchetto A., Talamini R., et al: Prospective analysis of casecontrol study on environmental factors and health (PACE) study group. Effect of obesity and other lifestyle factors on mortality in women with breast cancer. Int. Cancer. 2008, 123, 2188-2194.

56. Borquist S., Djerbi S., Ponten F., et al: HMG-CoA reductase expression in breast cancer is associated with less aggressive phenotype and influenced by anthropometric factors. Int Cancer. 2008, 123, 1146-53.

57. Bruning PF, van Noord PA, Hart AA, et al: Insulin resistance and breast cancer risk. Int J Cancer. 1992, 52, 511-6.

58. Frasca F., Pandini G., Sciacca L., et al: The role of insulin recetor and IGF-1 receptors in cancer and other diseases. Arch Physiol Biochem. 2008, 114, 2333.

59. Jackson JG., White MF., Yee D.: Insulin recetor substrate1 is the predominate signaling molecule activated by insulin-like growth fator-1, insulin and interleukin-4 in estrogen recetor-positive human breast cancer cells. J Biol. 1998, 273, 9994-10003.

60. Goodwin PJ, Ennis M, Pritchard KI, et al: Fasting insulin and outcome in early-stage breast cancer: results of prospective cohort study. J Clin Oncol. 2002, 20, 42-51.

61. Prasad NK, Tandon M, Handa A, et al: High expression of obesity-linked phosphatase SHIP in invasive breast cancer correlates with reduced disease- free survival. Tumor Biol. 2008, 29, 330-41.

62. Perrier S., Caldefie-Cheze F., Vasson MP.: IL-1 family in breast cancer : potential interplay with leptin and other adipocytokines. FEBS Lett. 2009, 583, 259-65.

63. Perera CN, Chin HG, Dura N, Camarillo IG: Leptin-regulated gene expression in MCF-7 breast cancer cells:mechanistic insights into leptin- regulated mammary tumor growth and progression. J. Endocrinol. 2008, 199, 221-33.

64. Bartella V., Cascio S., Fiorio E., et al: Expressão de leptina dependente de insulina em células de cancro da mama. Cancer Res. 2008, 68, 4919-27.

65. Liu CL., Chang YC., Cheng SP., et al: The roles of serum leptin concentration and polymorphism in leptin recetor gene at codone 109 in breast cancer. Oncology. 2007, 72, 75-81.

66. Tian YF., Chu., Wu MH., et al: Anthropometric measure, plasma adiponectin and breast cancer risk. Endocr. Relat Cancer. 2007, 14, 669-77.

67. Vona-Davis L., Rose DP: Adopokines as endocrine, paracrine, and autocrine factores de risco e progressão do cancro da mama. Endocre Relat.Cancer. 2007, 14, 189-206.

68. Hou WK, Xu YX, Yu T., et al: Adipocytokines and breast cancer risk. Cin Med J. 2007, 120, 1592-6.

69. Vazquez-Martin A., Delgado FJ., Fernandez-JM., Menendez JA.: The tyrosine

kinaze recetor HER: da oncogénese à adipogénese. J Cell Biochem. 2008, 105, 1147.

70. Kroenke CH., Chen WY., Rosner B., Holmes MD: Weight, weight gain, and survival after breast cancer diagnosis. J Clin Oncol. 2005, 23, 1370-1378.

71. Szablowska-Siwiak S., Wysocki P.: Leczenie systemowe os0b otylych. Medycyna Praktyczna Onkologia- Onkologia. 2013, 5.

72. Caan BJ., Kwan ML., Hartzell G., et al: Prediagnosis body mass index, postdiagnosis weight change, and prognosis among women with early stage breast cancer. Cancer Causes Control. 2008, 19, 1319-1328.

73. Dawood S., Broglio K., Gonzalez-Angulo AM., et al: Prognostic value of body mass index in locally advanced breast cancer (Valor prognóstico do índice de massa corporal no cancro da mama localmente avançado). Clin Cancer Res. 2008, 14, 1718-1725.

74. Festa A., D'Agostino Jr R., Williams K., et al: The relation of body fat mass and distribution to markers of chronic inflammation. Int J Obes Relat Metab Disord. 2001, 25, 1407-15.

75. Lithgow D., Covington C.: Inflamação crónica e patologia da mama - um modelo teórico. Biol Res Nurs. 2005, 7, 118-29.

76. Rao VS., Dyer CE., Jameel JK., et al: Potential prognostic and therapeutic roles for cytokines in breast cancer prognostic and therapeutic roles for cytokines in breast cancer review. Oncol Rep. 2006, 15, 179-85.

77. Trayhurn P. Adipose tissue in obesity- an inflammatory issue. Endocrinology. 2005, 146, 1003-5.

78. Trayhurn P., Wood IS.: Signalling role of adipose tissue: adipokines and inflammation in obesity (Papel de sinalização do tecido adiposo: adipocinas e inflamação na obesidade). Biochem Soc Trans. 2005, 33, 1078- 81.

79. Rodriguez-Rodriguez E., Perea JM., L0pez-Sobaler AM., Ortega RM: Obesidade, resistência à insulina e aumento dos níveis de adipocinas: importância da dieta e da atividade física. Nutr. Hosp. 2009, 24, 415-421.

80. Cowet S., Hardy RW.: The metabolic syndrome. A high risk state for cancer? Am. J. Pathol. 2006, 169, 1505-1522.

81. Bruning PF, Bonfrer JM, Van Noord PA, et al: Insulin resistance and breast cancer risk. Int. J Cancer. 1992, 52, 511-516.

82. Muti P., Quattrin T., Grant BJ., et al: Fasting glucose is a risk fator for breast cancer. Um estudo prospetivo. Cancer Epidemiology Biomarkers Prev. 2002, 11, 1361-1368.

83. Daling JR., Malone KE., Doody DR., et al: Relation of body mass index to tumor markers and survival among women with invasive ductal breast carcinoma. Cancer. 2001, 92, 720-729.

84. Ewertz M., Jensen MB., Gunnarsdottir KA., et al: Effect of obesity on prognosis after early-stage breast cancer. J Clin Oncol. 2011, 29, 25-31.

85. Hazel BN, Trentham-Dietz AM, Egan K., et al: Body mass index before and after breast cancer diagnosis, associations with all-cause, breast cancer, and cardiovascular disease mortality. Cancer Epidemiol Biomarkers Prev. 2009, 18, 1403-1409.

86. Trentham-Dietz A., Newcomb PA., Egan KM., et al: Weight change and risk do cancro da mama pós-menopausa. Cancer Causes Control. 2000, 11, 533-42.

87. Eliassen AH., Colditz GA., Rosner B., et al: Adult weight change and risk of cancro da mama pós-menopausa. Jama. 2006, 296, 193-201.

88. Lahmann PH., Hoffmann K., Allen N., et al: Body size and breast cancer risk: findings from the European Prospective Investigation into Cancer And Nutrition (EPIC). Int J Cancer. 2004, 111, 762-771.

89. Xia X., Wei Chen W., et al: Body Mass Index and Risk of Breast Cancer: A Nonlinear Dose-Response Meta-Analysis of Prospective Studies. Scientific Reports. 2014, 4, 7480.

90. Miyagawa Y., Miyake T., Yanai A., et al: Association of body mass index with risk of luminal A but not luminal B estrogen recetor-positive and HER2- negative breast cancer for postmenopausal Japanese women. Breast Cancer. 2013, 3.

91. Berclaz G., Li S., Price KN., et al: Body mass index as a prognostic feature in operable breast cancer: the International Breast Cancer Study Group experience. Ann Oncol. 2004, 15, 875-88.

92. Maehle BO., Tretli S., Skjaerven R., Thorsen T.: Premorbid body weight and its relations to primary tumor diameter in breast cancer patients; its dependence on estrogen and progesteron recetor status. Breast Cancer Res. 2001, 159-169.

93. Schapira DV, Kumar NB, Lyman GH: Obesidade e distribuição da gordura corporal e prognóstico do cancro da mama. Cancer. 2006, 67, 523-528.

94. Carmichael AR.: Obesity and prognosis of breast cancer (Obesidade e prognóstico do cancro da mama). Obes Rev. 2006, 7, 333-340.

95. Litton JK, Gonzales-Angulo AM, Warneke CL, et al: Relationship between obesity and pathologic response to neoadjuvant chemotherapy among women with operable breast cancer. J Clin Oncol. 2008, 26, 40727.

96. Siiteri PK: O tecido adiposo como fonte de hormonas. Am J. Clin Nutr. 1987, 45, 277- 282.

97. Sheng C., Can-Ming C., Ying Z., et al: Obesity or overweight is associated with worse pathological response to neoadjuvant chemotherapy pathological response to neoadjuvant chemotherapy among Chinese women with breast Cancer. PLoS ONE. 2012, 7, 41380.

98. Dawood S., Broglio K., Kau SW., et al: Prognostic value of initial clinical disease stage after achieving pathological complete response. The Oncologist. 2008, 13,6-15.

99. Kuerer HM, Newman LA, Smith TL, et al: Clinical course of breast cancer patients with complete pathologic primary tumor and axillary lymph node response to doxorubicin-based neoadjuvant chemotherapy. J Clin Oncol.1999, 17, 460-9.

100. Rastogi P., Anderson SJ., Bear HD., et al: Preoperative chemotherapy: updates of National Surgical Adjuvant Breast and Cancer. Bowel Project Protocols B- 18 e B-27. J Clin Oncol. 2008, 26, 778-785.

101. Lee KH, Keam B, Im SA, et al: Body mass index is not associated with treatment outcomes of breast cancer patients receiving neoadjuvant chemotherapy: korean data. J Breast Cancer. 2012, 15, 427-433.

102. Rosner GL, Hargis JB, Hollis DR, et al: Relationship between toxicity and obesity in women receiving adjuvant chemotherapy for breast cancer. Results from Cancer and Leukemia Group b study 8541. J Oncol. 1996, 14, 30003008.

103. Jazwmska-Tamowska E., Kubiak E., Wiela-Hojeήska A.: Differences in pharmacokinetics in obesity. As pessoas obesas requerem mudanças nos esquemas terapêuticos? Adv Clin Exp Med. 2006, I5, 669-76.

104. Vogl DT., Wang T., Perez WS., et al: Effect of obesity on outcomes after autologous hematopoietic stem cell transplantation for multiple myeloma. Biologia do Transplante de Sangue e Medula Óssea. 2011, 17, 1765-1774.

105. Griggs JJ, Sorbero ME, Lyman GH: Undertreatment of obese women receiving breast cancer chemotherapy. Arch Intern Breast Cancer Res Treat. 2010, 123, 627-635.

106. Lyman GH., Sparreboom A., et al: Chemotherapy dosing in overweight and obese patients with cancer (Dosagem da quimioterapia em doentes obesos e com excesso de peso com cancro). Chemotherapy dosing in overweight and obese patients with cancer (Dosagem da quimioterapia em doentes com cancro com excesso de peso e obesidade). Nat Rev Clin Oncol. 2013, 10, 451-9.

107. Colleoni M., Li S., Gelber RD., et al: Relation between chemotherapy dose, oestrogen recetor expression, and body-mass index. Lancet. 2005, 366, 11081110.

108. Hall RG, Jean GW, Sigler M, Shah S.: Dosing considerations for obese patients receiving cancer chemotherapeutic agents. Ann Pharmacother. 2013, 47, 1666-74.

109. Hanley MJ, Abernethy DR, Greenblatt DJ: Effect of obesity on the pharmacokinetics of drugs in humans. Clin Phar Pharmacokinet. 2010, 49, 7187.

110. Barpe DR., Rosa DD., Froehlich PE., et al: Pharmacokinetic evaluation of doxorubicin plasma levels in normal and overweight patients with breast cancer and simulation of dose adjustment by different indexes of body mass. Eur J Pharm Sci. 2010, 41, 458-463.

111. Thompson LA, Lawson AP, Sutphin SD, et al: Description of current practices of empiric chemotherapy dose adjustment in obese adult patients. J.Oncol Pract. 2010, 6, 141-5.

112. Griggs JJ., Mangu PB., Anderson H., et al: Appropriate chemotherapy dosing for obese adult patients with cancer: American Society of Clinical Oncology clinical practice guideline Sociedade Americana de Oncologia Clínica. J Clin Oncol. 2012, 30, 1553-61.

113. Greenman CG, Jagielski CH, Griggs JJ: Breast cancer adjuvant chemotherapy dosing in obese patients: dissemination of information from clinical trials to clinical practice. Cancer. 2008, 15, 112.

114. Poikonen P., Blomqvist C., Joensuu H.: Effect of obesity on the leukocyte nadir in women treated with adjuvant cyclophosphamide, methotrexate, and fluorouracil dosed according to body surface area. Ata Oncologica. 2001, 40, 67-71.

115. Jenkins L., Elyan S., Freeman S.: Obesity is not associated with increased myelosuppression in patients receiving chemotherapy for breast cancer. European Journal of Cancer. 2007, 43, 544-548.

116. Colleoni M., Li S., Gelber RD., et al: Relation between chemotherapy dose, oestrogen recetor expression, and body mass index. Lancet. 2005, 366, 11081110.

117. Hunter RJ, Navo MA, Thaker PH, et al: Doseamento de quimioterapia em doentes obesos: área de superfície corporal real versus área de superfície corporal atribuída. Cancer Treat Rev. 2009, 35, 69-78.

118. Xing P., Li JG., Jin F., et al: Prognostic significance of body mass index in breast patients cancer with hormone positive tumors after curative surgery (Significado prognóstico do índice de massa corporal em doentes com cancro da mama com tumores hormonais positivos após cirurgia curativa). Clin Invest Med. 2013, 36, e297-e305.

119. Li J., Huang Y., Zhang BN., et al: Body Mass Index and Breast Cancer Defined by Biological Recetor Status in Pre-Menopausal and PostMenopausal Women: A Multicenter Study in China. PLoS ONE. 2014, 9, 87224.

120. Enger SM., Ross RK., Paganini H., et al: Body size, physical activity, and breast cancer hormone recetor status: Results from two case-control studies. Cancer Epidemiol Biomarkers. 2000, 681-687.

121. Folkerd EJ., Dixon JM., Renshaw L., et al: Suppression of plasma estrogen levels by letrozole and anastrozole is related to body mass index in patients with breast cancer. J. Clin. Oncol. 2012, 30, 2980.

122. Sestak I., Distler W., Forbes JF., et al: Effect of body mass index on recurrences in tamoxifen and anastrozole treated women: an explorat ory analysis from the ATAC trial. J. Clin. Oncol. 2010, 28, 3411-3415.

123. Pfeiler G., Konigsberg R., Fesl C., et al: Impact of body mass index on the efficacy of endocrine therapy in premenopausal patients with breast cancer: an analysis of the prospective ABCSG-12 trial. J. Clin. Oncol. 2011, 29, 26532659.

124. Goodwin PJ, Pritchard KI..: Obesity and hormone therapy in breast cancer: an unfinished puzzle. J. Clin. Oncol. 2010, 28, 3405-3407.

125. Foulkes WD, Smith IE, Reis-Filho JS: Cancro da mama triplo-negativo. N Engl J Med. 2010, 363, 1938-48.

126. Stead LA, Lash TL, Sobieral JE, et al: Triple-negative breast cancers are increased in black women regardless of age or body mass index. Breast Cancer Res. 2009, 11, R18.

127. Pacheco JM., Tait S., Gao F., et al: The relationship between body mass index, diabetes, and triple-negative breast cancer prognosis. J Clin Oncol. 2014, 32, 5S.

128. Sparano JA, Wang M, Zhao F, et al: Obesity at diagnosis is associated with inferior outcomes in hormone recetor-positive operable breast cancer. Cancer. 2012, 118, 5937-46.

129. Dawood S., Lei X., Litton JK., et al: Impact of body mass index on survival outcome among women with early stage triple-negative breast cancer. Clin. Breast Cancer. 2012, 12, 364-372.

130. Liedtke C., Mazouni C., Hess KR., et al: Response to neoadjuvant therapy and long -term survival in patients with triple-negative breast cancer (Resposta à terapia neoadjuvante e sobrevivência a longo prazo em pacientes com cancro da mama triplo-negativo). J Clin Oncol. 2008, 26, 1275-1281.

131. Dent R., Trudeau M., Pritchard KI., et al: Triple-negative breast cancer: clinical features and patterns of recurrence, Clin Cancer Res. 2007, 13, 44294434.

132. Dawood S., Broglio K., Gonzalez-Angulo AM., et al: Prognostic value of body mass index in locally advanced breast cancer (Valor prognóstico do índice de massa corporal no cancro da mama localmente avançado). Clin Cancer Res. 2008, 15, 1718-25.

133. Petrelli JM, Calle EE, Rodriguez C, Thun MJ: Body mass index, height, and postmenopausal breast cancer mortality in a prospective cohort of US women. Cancer causes control. 2002, 13, 325-332.

134. Chan DS., Vieira AR., Aune D., et al: Body mass index and survival in women with breast cancer systematic literature review and meta-analysis of 82 follow-up studies. Ann Oncol. 2014; 25, 1901-1914

135. Protani M., Coory M., Martin JH.: Effect of obesity on survival of women with breast cancer: systematic review and meta-analysis. Breast Cancer. 2010, 123, 627-635.

136. Kawai M., Minami Y., Nishino Y., et al: Body mass index and survival after breast cancer diagnosis in Japanese women (Índice de massa corporal e sobrevivência após o diagnóstico de cancro da mama em mulheres japonesas). BMC Cancer. 2012, 12, 14.

Índice:

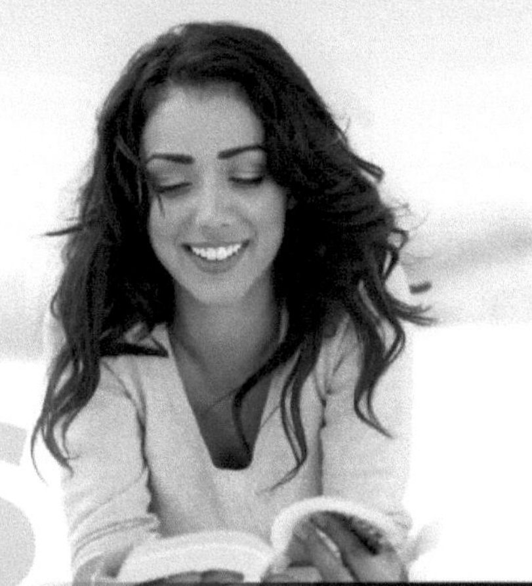

yes

I want morebooks!

Buy your books fast and straightforward online - at one of world's fastest growing online book stores! Environmentally sound due to Print-on-Demand technologies.

Buy your books online at
www.morebooks.shop

Compre os seus livros mais rápido e diretamente na internet, em uma das livrarias on-line com o maior crescimento no mundo! Produção que protege o meio ambiente através das tecnologias de impressão sob demanda.

Compre os seus livros on-line em
www.morebooks.shop

info@omniscriptum.com
www.omniscriptum.com

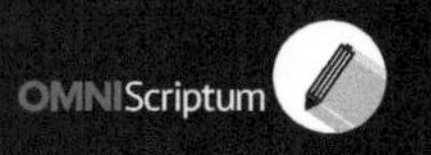

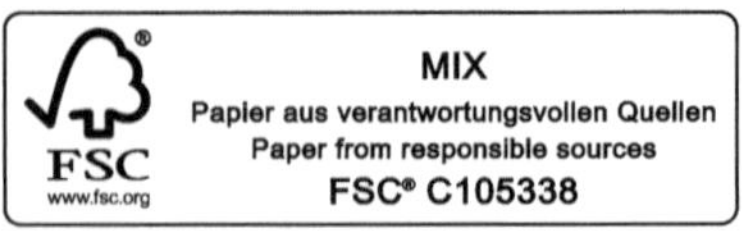

Printed by Books on Demand GmbH, Norderstedt / Germany